U0338325

吃对才会瘦

邱超平

著

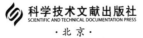
科学技术文献出版社

SCIENTIFIC AND TECHNICAL DOCUMENTATION PRESS

·北京·

图书在版编目（CIP）数据

吃对才会瘦 / 邱超平著 . —北京：科学技术文献出版社，2024.4

ISBN 978-7-5235-1229-6

Ⅰ.①吃… Ⅱ.①邱… Ⅲ.①减肥—食物疗法 Ⅳ.① R247.1

中国国家版本馆 CIP 数据核字（2024）第 058939 号

吃对才会瘦

责任编辑：韩晓菲　刘　萌　　　　产品经理：张　政　刘沈君

特约编辑：孙悦久　　责任校对：张　微　　责任出版：张志平

出 版 者　科学技术文献出版社

地　　址　北京市复兴路15号　邮编 100038

编 务 部　（010）58882938，58882087（传真）

发 行 部　（010）58882868，58882870

邮 购 部　（010）58882873

销 售 部　（010）82069336

官方网址　www.stdp.com.cn

发 行 者　科学技术文献出版社发行　全国各地新华书店经销

印 刷 者　河北鹏润印刷有限公司

版　　次　2024 年 4 月第 1 版　2024 年 4 月第 1 次印刷

开　　本　880×1230　1/32

字　　数　134 千

印　　张　8

书　　号　ISBN 978-7-5235-1229-6

定　　价　56.00元

序　言

你知道吗？

减肥的反弹率超过 80%；

减肥时可以放心吃米饭；

减肥并不是越快越好；

胖子的代谢率其实比瘦子高；

减肥完全可以不运动……

以上减肥知识或许令人震惊，但它们确实是正确的，也是我在研究减肥 12 年之后得出的结论。

话说回来，在 2012 年之前，我对减肥其实是一无所知的。

2012 年夏天，我被保送到中山大学附属第一医院，进行为期 3 年的研究生学习，学习的主要内容是禁食与减肥。

在秦鉴教授的指导下，我大量阅读中外文献，学习科学减肥方法，并指导患者减肥，使他们获得健康。

2015 年毕业后，我开始步入自己的工作岗位，同时通过互联网进行健康减肥科普。在临床工作和科普创作中，我不断将实践与理论结合，提出了基础代谢减肥法。

这种减肥方法的核心，是根据每个人不同的基础代谢，来确定每天摄入的热量，并由此确定一个人的减肥效率和预期减肥周期。

此后我不断推广基础代谢减肥法，也研制不同的食谱，帮助很多人减肥成功。这些减肥成功的朋友都对我感叹：邱医生，原来减肥不用那么辛苦地饿肚子，原来吃饱饭真的可以减肥，原来减肥真的可以越来越健康……

这些朋友的支持和鼓励，也让我鼓起勇气，写下了我的上一本书《减脂生活：基础代谢减肥法》。

　　可惜的是，一部分人减肥成功了，但还有大量深陷在减肥苦海中的人，他们不知道科学的减肥方法，使用的减肥措施、接受的减肥理念，往往都是错的。这些错误的方法和理念，不但让他们无法减肥成功、总是容易反弹，更可怕的是，还会破坏减肥者本身的代谢。代谢变得越来越差，继而让人越来越胖。

　　这种反复减肥、反复反弹的经历，会击碎人的自信，让人们对自身产生怀疑：我还能减肥成功吗？久而久之，很多人破罐子破摔、自暴自弃，放任过多的脂肪侵蚀自身的健康。

　　我曾经帮助很多人减肥成功，但也有一些人未曾到达成功的彼岸，就自我放弃了。他们有些是因为自制力太差，减肥的目标不明确，意志不坚定；还有一些是因为受到固有观念的影响，反而对科学的减肥理念产生质疑。

　　因此，我觉得很有必要解释和纠正一些常见的、不太正确的减肥方法，帮助大家逐步养成科学的减肥理念，让更多人能够真正健康地减肥成功，收获美丽，收获自信，收获健康。

吃 对 才 会 瘦

目 录

排油丸减肥

排油丸只能排出饮食中 1/3 左右的脂肪

人的一生，时时刻刻都在减肥和享受美食之间徘徊，所以，排油丸的爆火，就成了理所当然。有了排油丸，既能享受美食带来的快乐，还可以排出身体里的油脂，让人保持身材，还有比这更美好的事吗？

有的。在下一个梦里。

人们对排油丸的理解，本身就是一个美梦。很多人认为，服用排油丸可以把身体里储存的油脂排出来，商家也在有意无意地引导大家这样去想。但实际上，排油丸排出的只是你饮食中的部分（约 1/3）脂肪。

它的具体原理是通过抑制人体脂肪酶的分泌，来减少对食物中脂肪的吸收。

简单来说，假设你每天的饮食都很油腻，那么吃了排油丸之后，你摄入的脂肪，大约有 1/3 是不能被身体吸收的，会直接排出体外。

当身体对脂肪的吸收减少了，那么自然就可以达到控制热量摄入的目的，身体也可能会因此逐步变瘦。换句话说，吃了排油丸，你不用清淡饮食，也能保持身材。

当然，再换个角度，你就应该知道：

1. 对于原本饮食清淡的人，排油丸基本起不到作用，因为饮食中无油可排，它又不可能把人身体里的油排出来。

2. 由于排油丸只能抑制饮食中 1/3 左右的脂肪吸收，所以它的作用比较有限。如果你想减肥成功，光靠它是不够的，还要配合管住嘴、迈开腿才能真正起效。

3. 那些未被身体吸收的 1/3 的脂肪，会从肠道直接排出。由于食物中的脂肪是液态的，非常润滑，所以它可能会不知不觉从你的肛门流出。或者，你本来以为那是一个屁，但是放了以后才发现那是一坨油——这也是排油丸名号的由来，它的学名叫作奥利司他。所以，为了避免裤子沾油，很多人在吃了排油丸之后会选择穿上成人纸尿裤。

说排油丸是智商税似乎有点儿过分，因为它确实可以起到抑制脂肪吸收的作用。

之所以把它写进书里，是因为一些误导性宣传，让很多人对排油丸有误解。

我个人对排油丸的使用建议是，把它当作大餐救星来用。比如，在你减肥的过程中，遇到了无法推辞的应酬或者聚餐，那么可以餐前来一颗。

当你吃着火锅、唱着歌，跟朋友推杯换盏、谈笑风生时，不要忘了身上的成人纸尿裤，它为你默默承受了太多、太多。

早晨和晚上体重一样，说明代谢差

很多正在减肥的姐妹喜欢晚上睡前称一次体重，早晨起来再称一次。两相对比，看看体重差有多少，并以此来判定自己代谢好不好。

如果发现体重没什么变化，就会心情低落，哀叹自己代谢差。当然，也可能会自我安慰——我没瘦下来，是因为代谢差，不是我不努力。

必然也有一些人，会在早晨起床后，先排泄，再上秤。那么这个时候，早晚体重就会出现差距。但是这个差距并不是因为代谢，而是因为排泄。换句话说，如果你一晚上能代谢 1 千克，那一个月下来就能代谢 30 千克了，很显然这是不可能的。

记住我的一句话：短期内快速的体重波动，都是因为水分。

一个晚上，总共 8 个小时，体重下降 1 千克，这么快速的体重变化，就是因为你的身体消耗或排出了水分。

用严谨的数学方法来计算一下。普通女孩子，每天的基础代谢一般是 1200 千卡。也就是说，不吃不喝啥也不干，24 小时能够消耗 1200 千卡的热量。一晚上是 8 个小时，等于 24 小时的 1/3，对应过来，1200 千卡的 1/3 是 400 千卡。400 千卡，差不多等于 50 克肥肉——前提是你的睡眠还可以。

50 克在体重秤上显示不出来，不是很正常吗？

所以，真的不要再拿早上和晚上的体重差来衡量自己的代谢了。

那为什么有些人早晚的体重差会有 1 ～ 1.5 千克那么多呢？原因可能有以下几种。

1. 早上排泄以后才称的体重。

2. 晚上夜尿多，把水分排出去了。

3. 睡觉时出汗多。这种睡觉时异常出汗的现象，医学上称为盗汗。

4. 睡觉时打呼或者张口呼吸，大量的水分从口腔蒸发了，这种人早上一般会口干得厉害，还有可能会出现白天大脑昏沉的状况，这是晚上睡眠缺氧导致的。

5. 可能存在甲亢等疾病。甲亢全称为甲状腺功能亢进症，表现为代谢极其旺盛，通常发病时人会有一个暴瘦的过程。

出现后面 4 种情况，说明身体处于亚健康或者疾病状态，建议及时就医。

过午不食

过午不食没有营养学依据

如果你不懂基础的营养学知识，只是一味地用过午不食法来减肥是不明智的。

因为过午不食就等于每天两餐，或者不吃晚餐。虽然少吃一顿饭让你的饮食总量减少了，但这样做的同时也减少了你的营养摄入量。

要知道，这种不关注营养的减肥，多数只能减重，而不能减"肥"。所以多数靠过午不食或者不吃晚餐瘦下来的人，体脂率还是很高，肚腩还是大。简单粗暴的过午不食还可能会导致营养不良，让人提前衰老，或者饿出胃病。

如果你懂得营养学知识，相信你就不会用过午不食法来减肥了。因为过午不食并没有太多的营养学依据。

当然，也有些人，他懂得一点儿营养学知识，但他依然想尝试一下过午不食法。于是，他把全天需要的营养和热量通过早餐和午餐来摄取。

从理论上讲，这种方法是可以的，但是在实际操作上，并没有必要。因为这会导致早、午餐吃得很撑，晚上却很饿，这就造成了过饥过饱的问题。久而久之，如果身体无法适应这种饮食模式，可能会出现胃病。

很多人会说，古人都是过午不食，还仙风道骨的。其实仙风道骨未必是好事，因为很多所谓仙风道骨者，其实是骨瘦如柴，这不就是营养不良吗？

虽然在中华人民共和国成立前，我国多数居民都是吃两餐的，但那是因为物资短缺，没那么多东西吃，人们选择吃两餐是被迫行为。而且那时人们没有熬夜的习惯，晚上9点多睡觉已经算很晚了，即便过午不食，也不用面对饥饿难熬的夜晚。

总结一下，如果你真的想尝试过午不食，那么可以考虑以下的做法。

1. 把最后一餐放在下午 3 ~ 4 点，或者晚餐吃一份富含蛋白质的营养代餐。

2. 提早进入睡眠，在晚上 10 点钟左右入睡。

3. 计算好全天所需的营养和热量，确保每天摄入的热量不要低于自己的基础代谢所需。

其实，从我个人的角度，我建议，与其过午不食，不如三餐七分饱。同样是传统的饮食养生理念，三餐七分饱比过午不食更合理、更好操作。

另外，建议大家学习健康营养的减肥方法，用科学武装自己的大脑，而不是相信道听途说。

哺乳期不能减肥

哺乳期是减肥的黄金时期

一些传统的观念认为，哺乳期不能减肥，因为这样做可能会"饿着孩子"。其实，哺乳期不但可以减肥，还是减肥的黄金时期。这种哺乳期不能减肥的观念，简直是你产后一直瘦不下来的"绊脚石"。

先来分析一下，为什么有些人认为哺乳期不能减肥呢？

因为这些人对减肥抱有极大的误解，他们认为减肥就是节食，就是饿肚子。这样不科学地节食减肥，确实会影响到宝妈和孩子的健康。但是实际上，正确的减肥是在摄入均衡丰富的营养的前提下，适当地控制热量，减少一些不必要的热量摄入。

那么为什么又说哺乳期是减肥的黄金时期呢？这是因为：

1. 产后身体的自然恢复过程，本身就包含减重、减肥的过程。

2. 哺乳期的宝妈，代谢相比平时更为旺盛，所以更容易减肥。

3. 哺乳期宝妈带娃时要消耗大量的能量。

4. 在哺乳过程中，孩子不断从妈妈身体里吸取乳汁，而乳汁是含有大量脂肪的。

粗略估算，一个刚出生的孩子，每天大概要从妈妈身体里吸走 100 克脂肪。拥有这么高效的免费"吸脂机"，宝妈只要健康饮食，减肥是很容易的。而且，科学合理的饮食，也有助于产后的身体恢复。

很多不支持哺乳期减肥的人，会在产后给宝妈喝大量鸡汤、猪脚汤等。要知道，产后失血耗气，脾胃功能是非常虚弱的，这时候吃大量高脂肪、高热量的食物，很容易损伤脾胃，造成代谢率下降，形成难以解决的"产后肥胖"。

而且，现在多数宝妈都面临着产后重新走上工作岗位的压力。如果哺乳期不能控制好饮食和体重，那么宝妈也会产生非常大的心理负担。

同时，大量高脂肪、高热量食物的摄入，会让脂肪堆积在胸部，压迫乳腺，影响乳汁的分泌，反而会"饿着孩子"。

总体来说，宝妈在哺乳期健康、科学的饮食，既能够促进产后恢复，也能够把握住减肥的黄金时期，减轻身体和心理的负担，避免产后抑郁。

哺乳期减肥具体应该怎么操作呢？

　　1. 合理均衡饮食，其中，保证蛋白质、膳食纤维、维生素的吸收是关键。通俗一点来说，就是多喝水，少喝汤，多吃瘦肉、牛奶和鸡蛋，粗粮、蔬菜不能少，甜食、零食都赶跑。

2.循序渐进地增加运动，这样既能促进产后恢复，也能有效减肥。运动方式要有利于产后三大问题——腹直肌分离、盆底肌松弛、骨盆前倾的解决，可以选择凯格尔运动、腹式呼吸等。

3.坚持母乳喂养，有利于防止产后抑郁，也能帮助宝妈减肥。

4.宝宝添加辅食以后，宝妈可以增加饮食控制的强度，如轻断食等。

05

喝凉水都长肥肉的易胖体质

你不是喝水长肉体质，而是吃饭健忘体质

对于"喝凉水都长肥肉"这个说法，我辟谣过多次，但还是有无数人跟我说："我是喝凉水都长肥肉的人，怎么减肥啊？"

我通常会这样告诉他们："如果你先上秤称一下，65千克；然后喝一瓶矿泉水，再称一下，65.5千克。那这不叫长肥肉，这叫涨水。"

当然，我也明白，很多人会用这句话来形容自己代谢差。意思是自己喝了水，很难代谢出去，容易水肿，小便不多等。

我很理解大家的焦虑。所以，关于喝水的问题我觉得有必要跟大家讲清楚。

第一，别害怕喝水，人体缺水反而会导致代谢变差。

要知道，很多时候代谢差，正是喝水太少引起的。身体缺水的人，代谢率明显会变低。因为人体几乎所有的代谢都需要水分的参与。

所以，如果你想要摆脱喝凉水都长肥肉的体质，就必须多喝水，每天至少1500毫升，也就是3瓶矿泉水的量。对于那些吃蔬菜和水果少的人、出汗多的人、喝了水就要小便的人，还要喝更多。因为这些人身体更容易缺水。

第二，你不是喝水长肉体质，而是吃饭健忘体质。

那些说自己喝凉水都长肥肉的人，可以记录一下自己全天所有的饮食。你会发现，你真不是喝凉水长的肥肉，而是吃了很多东西却忘了，以为自己没有吃，反而把责任推卸给了凉水。

最好的分辨方法是记录自己全天所有的饮食。请注意，不是在晚上写日记的时候回忆，而是无论什么时间吃什么东西，都要马上做记录。这样你就知道自己一天到底吃了多少东西了。

第三，吃得太少导致代谢差。

你没有看错，吃得实在太少的人，也是不能减肥的。反而会因为过度节食，破坏身体的正常代谢。然后稍微吃多一点儿，就会疯狂长肉。这些反复过度节食的人，才是"喝凉水都长肥肉"的主力军。

这些人做事通常是3分钟热度，节食减肥一个礼拜，然后坚持不下去了，又放弃了。反复节食加上暴饮暴食，代谢被自己搞得一团糟。

对于"喝凉水都长肥肉"的人群，我衷心建议：想减肥，必须恢复正常代谢，从科学的饮食和规律的睡眠开始吧！先不要管吃多了会不会长肉，我们的首要任务是恢复代谢！只有科学的饮食、规律的睡眠，才能恢复代谢，摆脱易胖体质！

06

减不了肥是因为代谢差

即便代谢差，也能减肥

无数人在抱怨："我的代谢差，所以我瘦不下来了，要不我放弃吧，正好晚上有个火锅的局。"唉！你就是想吃火锅了！别又让代谢给你背锅。

我非常严肃认真地告诉你，即便代谢差，也能减肥。因为代谢绝对不会让你瘦不下来，代谢只是影响你的减肥速度而已。

举个简单的例子，男人的代谢率通常比女人高30%以上。那是否意味着女人代谢率比男人低，女人就瘦不下来呢？

不对。女人只是瘦得慢一点儿而已。男人一个月能减4～5千克，女人一个月能减2.5～3千克。少吗？不少了。

再举个例子，一个人减肥，刚开始总会比较快，后面会越来越慢。为什么呢？因为代谢率会随着体重的下降而下降。

虽然速度会变慢，但是只要方法是正确的，你就能持续瘦下去。

当然，我还要说一点，很多人判断自己代谢好或者差的方法是错误的。比如我们之前说过，有些人晚上称一下体重，早晨再称一下，对比后发现没什么变化，就说自己代谢差。这种判断毫无逻辑，只能徒增焦虑。

还有人用每天大便次数来判断代谢情况；还有人饿两天肚子，没瘦多少，就说自己代谢差……这些都不是正确的判断方法。

我可以非常明确地告诉大家，相同体重的人，代谢率差距不会超过10%。你们自己买个体脂秤，或者去医院用专业仪器测一下，就知道我没有骗你们了。

既然代谢率相差不大，就别让代谢给你背锅了，你瘦不下来的原因就是方法不对。

那么代谢差的人，在减肥过程中最需要注意什么呢？最需要注意的就是不能节食，不能因为代谢差、减得慢，为了追求速度而过度节食。这是非常不可取的，因为这只会让你的代谢越来越差。

科学的减肥，应该是使用基础代谢减肥法（具体的执行方法，请参考我的另一本书《减脂生活：基础代谢减肥法》），把每一天摄入的热量控制在自己的基础代谢范围内，同时还要选择科学的食谱，并保证每天充足的睡眠。这样才能够在你代谢偏差的情况下，最高效地减肥。

那么，代谢差的人，可以通过什么方法提高自己的代谢呢？

举个例子，假设你每天的正常代谢是 1200 千卡，但是现在你的代谢只有 1000 千卡。那么，把代谢从 1000 千卡提高到 1200 千卡，这叫"恢复"代谢；把代谢从 1200 千卡提高到 1400 千卡，这才叫"提高"代谢。

你能提高代谢吗？不能。随着年龄的增长，你能"恢复"就该谢天谢地了。

相关国际研究发现，普通女性通过运动提高基础代谢的概率为 0。

也就是说，你最多只能恢复到代谢的正常水平。所以想要提高代谢，然后怎么吃都不胖，是不可能的。提高代谢和快速致富一样不靠谱。

怎样恢复代谢呢？"好好吃饭，好好睡觉"，做到这 8 个字就可以。

吃得越少减肥越快

减肥不是吃得越少越好

大多数人都希望减肥速度越快越好，所以很多人找我减肥时会说："邱医生，你尽管来，我扛得住饿。"

实际上，真相是减肥确实要少吃，要适当饿一饿肚子，但不是吃得越少越好。节食必须是有限度的，理由如下：

1. 过度节食体重确实会下降，但是减掉的至少有一半是肌肉和水分，而体脂并没有减少很多。

这时候你会发现自己虽然体重减轻了，但身上的肉却是松松垮垮的，甚至会快速出现皱纹，看起来并不好看。

2. 过度节食会导致肌肉减少、水分丢失，会非常明显地抑制代谢，而且这样做很快你就会进入平台期。这时候，哪怕稍微吃一点儿，也会胖好多。

3. 长期节食容易导致女性卵巢早衰、男性性功能下降。

持续过度节食，是很容易损害健康的，不值得。

简单来说，很多人减肥是为了漂亮，但是一个提前衰老的人，也好看不到哪里去。

那么，如何判断自己是在科学地管住嘴，还是在过度节食呢？

所谓节食，大概可以分为总量节食和种类节食两种。每天饮食的总热量低于自己的基础代谢，就是总量节食。大多数女性的基础代谢是每天 1200 ～ 1400 千卡，所以每天摄入的能量不低于 1200 千卡才能保证基础代谢。

按照附录中的蓝色食谱完整吃下来，大约就是 1200 千卡。如果你吃得比蓝色食谱还少，那基本就是过度节食了。

种类节食主要分为以下三类：

    1. 饮食特别清淡，不吃带油的，只吃纯水煮的，属于脂肪节食。

    2. 不吃主食，属于碳水化合物节食。

    3. 不吃肉、蛋、奶，属于蛋白质节食。

以上节食皆不可取，减肥期间，饮食必须营养均衡！

过度节食挑战的是人性，必定会以失败告终。

不要仅仅让减肥的决心成为支撑你的动力。减肥最应该做的，是养成良好的习惯，让科学健康的饮食成为你的生活习惯。然后你就会发现，你根本不用节食，身体自然会回到它该有的正常体重。

减肥不能吃面

碳水化合物类食物要跟肉食、蔬菜搭配食用

北方人吃面多，北方肥胖者多。这两者之间有必然的联系吗？

有的。北方的面存在几个问题：以面为主、肉少酱多、酱咸味重、蔬菜太少。

只要解决了上面这几个问题，你天天吃面都可以。但这个面就不是传统的面了，需要重新调整一下。

不过，减肥嘛，本质就是饮食习惯的调整。

怎么调整呢？可以分为以下几点：

1. 在面食的体积搭配上，应该是一份面、一份肉、两份蔬菜。

2. 尽量少用卤、酱等做法，因为这些基本上是重油重盐的。

3. 少吃红油面，可以用清汤面加无油辣椒酱代替。

4. 面可以选择粗粮面、杂粮面、蔬菜面，这些面更适合减肥的人。

5. 吃面的顺序应该是先喝清汤，再吃蔬菜，然后是肉，最后是面。

举个例子，在广东的街边吃兰州拉面时，我会让店家只放一半的面，放两倍的肉，然后多给我蔬菜。不过一般店家都不答应，所以我很少在外面吃面。

当然，面食不只有面条，还有馒头、烧饼、油条、饺子等。油条当然是尽量不吃，因为"淀粉＋油炸"真的太容易让人变胖了。

吃馒头没有问题，但是不能馒头就咸菜。吃馒头、烧饼这些面食时要搭配上肉和蔬菜，像上面说的吃面条一样，只是把面条换成馒头而已，它们的本质是相同的。

饺子相对特殊一些，因为饺子有馅儿。所以减肥者吃饺子，关键在于馅儿的选择。一些饺子店为了降低成本，追求口味，用大油和五花肉做馅儿，这种馅儿很容易让人长胖。

我的建议是，减肥者如果想吃点儿饺子解馋，最好自己包。用纯瘦肉（猪、牛、羊肉皆可）加韭菜或酸菜、白菜、芹菜做馅儿，而且 500 克饺子馅儿加的油不能超过一调羹。

总体来说，无论是在南方吃粉，还是在北方吃面，减肥者需要明确的是，把粉、面当作碳水化合物，而且一定要记住，碳水化合物类食物不可以单独食用，必须跟肉食或豆制品、蔬菜一起搭配，这才是营养均衡的健康饮食。

只要能做到我上面说的几点，天天吃面又何妨？

辟谷减肥

长时间辟谷对减肥并无益处

"辟谷"这个词大家应该已经不陌生了。如果你关注一下辟谷的消息,就会发现,网上有很多人在谈论辟谷的好处,甚至有些明星也在通过辟谷减肥。但同时,关于辟谷也有很多负面的消息。比如,每年都会有人因为辟谷而失去宝贵的生命。

作为一名医生,我从 2012 年读研究生时开始研究辟谷,至今已 10 年有余,希望我接下来对于辟谷的解读能够对大家有所帮助。

首先,给出我的观点:合理、规律地辟谷对身体是有好处的，但对于肥胖者来说，辟谷并不是减肥的最好方法。

这里面最重要的两个词是合理和规律。

怎样叫合理？怎样叫规律？这个很难说，需要专业的判断，需要根据每个人的情况去考量。

对于普通人，我建议每个月辟谷 1～2 天，这样做不失为一个让脾胃休养生息的方法。对于肥胖的人，可以每周辟谷 1～2 天。这就是合理。

至于规律，就是辟谷的日子尽量规律，比如你每周辟谷，那么最好每周都是固定的时间辟谷。

但是，现在流行的辟谷，都是连续数日辟谷，通常持续 7 天、14 天，甚至 28 天。

要知道，辟谷的时间越长，死亡的概率越高——因为长时间辟谷时，身体无法获取能量，会消耗自身的肌肉甚至脏器来获取蛋白质等营养，进而导致脏器功能衰竭。

我在医院工作期间，接诊过一个辟谷 14 天的患者，她的体重虽然下降了很多，但是面色萎黄，通过抽血检查发现其肝功能明显受损。

另外，长时间辟谷对减肥并无益处。

第一，虽然辟谷可以帮助我们减重，但是减下来的至少有一半是水分和肌肉。这只是减重，并不是减肥。它带来的问题是代谢能力急剧下降，对持续的减肥并无益处。

第二，辟谷期间完全不进食，虽然体重会下降，但无法培养健康饮食模式。要知道，减肥是持久战，不可能一劳永逸。

所以，在减肥的过程中，学习并形成科学的饮食模式，然后贯彻到以后的生活中，这才是长期可持续的健康减肥模式。但是辟谷对此毫无益处。

第三，连续长时间的辟谷会对身体造成一定的损伤，这些损伤需要长时间的健康饮食和规律作息来恢复。

很多人把辟谷当成救急的方法，感觉最近体重增加了，就辟谷一下。平时饮食不控制，对身体是一重伤害；辟谷一次，对身体又是一重伤害；辟谷之后不注意饮食，辟谷的损伤无法完全修复，又来一重伤害。反复几次之后，人的体质会变得非常差。

第四，辟谷最重要的不是坚持不吃，而是学会复食。

如上条所言，辟谷之后的饮食，其实比辟谷本身更重要。只有学会科学地复食，才能抵消辟谷带来的损害，同时保持好体重和健康。

说了这么多，那么我对辟谷的建议是什么呢？

第一，不要长时间辟谷，而是规律、合理地短时间辟谷。

第二，辟谷不要急于求成，要循序渐进。

第三，在辟谷过程中，使用一定的保护性手段，预防身体损伤。

第四，非辟谷日尽量采取健康均衡的饮食模式。

另外，再补充几点。

第一，我不建议在没有任何医学保护的情况下，跑到深山老林里，或者某某机构里，进行 3 天以上的辟谷，这种做法风险太大，而且收效甚微。

建议执行每周 1～2 天的规律辟谷，强度可控，风险很小，而且随着时间的推移，你的收效会越来越大。

例如，每周三或周六辟谷 1 天，会让身体感觉到轻松，体重也会逐步下降，辟谷后第二天进行正常饮食。

但超过 3 天的辟谷，就不可以用日常饮食作为复食的手段了，这个很重要。

第二，如果你完全没有辟谷的经验，我建议你从半辟谷开始。

半辟谷的操作模式有两种：第一种是辟谷当天只吃早

餐；第二种是辟谷当天三餐只吃三分饱。

进行 2 ～ 3 次半辟谷之后，根据自己身体的反应，再考虑是否进行全辟谷。

第三，我希望大家明白脾胃在辟谷期间的运作模式。

在辟谷过程中，因为身体没有能量摄入，会出现怕冷、乏力、头晕、脚软、胸闷、口臭等不适反应，从中医的角度来说，这是脾胃运转出现了问题。

脾主升清，胃主降浊。这句话的意思是脾负责把饮食里面的清气（营养物质）提升，运输，供应全身；胃则负责把浊气（代谢的废物）下降，推出体外。

脾胃不好的人，在辟谷期间，因为没有外来的营养来源，可能会有脾胃功能下降的表现：脾不能升清，清气不升，就会怕冷、头晕、四肢乏力；胃不能降浊，浊气不降，就会头重、口臭、胸闷气短。

但是，当你的脾胃适应了没有饮食之后，会开始消耗自身的脂肪，以此作为营养来源，变废为宝。

所以，很多人习惯了之后，会觉得辟谷时神清气爽，这是因为脾胃工作模式切换了。

我们所谓的辅助性饮食，就是采取一些手段去帮助脾胃更快、更好地完成工作模式切换。补脾胃的元气，降脾胃的浊气。

可以选择一些辟谷的辅助性材料。比如，用人参等去补元气，用陈皮等去降浊气，让脾胃尽快进入辟谷断食的工作模式中。

第四，因为辟谷日我们不吃东西，身体处在消耗和排泄的阶段，那么非辟谷日，我们就需要健康饮食，补充有营养的食物。这样的操作可以让身体进入"辟谷日排毒＋非辟谷日补养"的良性循环中。

如果你在非辟谷日大吃大喝，吃很多垃圾食品，那么就是"辟谷日排毒＋非辟谷日吃毒"，辟谷的作用会被大大削弱。

关于具体的落实方案，我推荐：

第一周到第二周，每周 1.5 天辟谷；

第三周到第四周，每周 2.5 天辟谷；

第五周开始，持续每周 2.5 天辟谷或者每周 1 天全辟谷。

哥本哈根减肥法

哥本哈根减肥法是彻头彻尾的伪科学

哥本哈根没有减肥法。所谓的哥本哈根减肥法，是国内有人托名而来，这样显得洋气、高端和可信。实际上，哥本哈根减肥法本身是彻头彻尾的伪科学。

我们先来看看哥本哈根减肥法的 13 天食谱（表 1）。

表 1　哥本哈根减肥法 13 天食谱

第一天	
早餐	黑咖啡 1 杯 + 方糖 1 块
午餐	煮鸡蛋 2 个 + 西红柿 1 个 + 水煮菠菜（不限量）
晚餐	牛排 200 克 + 生菜 50 克（加少许橄榄油和柠檬拌食）

第二天	
早餐	黑咖啡 1 杯 + 方糖 1 块
午餐	低脂火腿 200 克 + 天然酸奶 200 毫升
晚餐	牛排 200 克 + 生菜 50 克（加少许橄榄油和柠檬拌食）
第三天	
早餐	黑咖啡 1 杯 + 方糖 1 块 + 烤面包片 1 片
午餐	煮鸡蛋 2 个 + 火腿 1 片 + 生菜沙拉 1 份
晚餐	水煮芹菜 50 克 + 西红柿 1 个 + 新鲜水果 1 个
第四天	
早餐	黑咖啡 1 杯 + 方糖 1 块 + 烤面包片 1 片
午餐	橙汁 200 毫升 + 天然酸奶 200 毫升
晚餐	煮鸡蛋 1 个 + 胡萝卜 1 根（切碎生吃） + 白干酪 200 克
第五天	
早餐	胡萝卜 1 根（切碎，洒上几滴柠檬汁生吃）
午餐	熟鳕鱼 200 克（洒上几滴柠檬汁和 1 勺黄油）
晚餐	牛排 200 克 + 生菜 50 克（加少许橄榄油和柠檬汁拌食） + 西芹块 50 克
第六天	
早餐	黑咖啡 1 杯 + 方糖 1 块 + 烤面包片 1 片
午餐	煮鸡蛋 2 个 + 胡萝卜 1 根（切碎生吃）
晚餐	鸡肉 250 克 + 生菜 50 克（加少许橄榄油和柠檬汁拌食）
第七天	
早餐	茶 1 杯（不加糖）

续表

午餐	不吃，大量喝水
晚餐	羊肉 200 克 + 苹果 1 个
第八天	
早餐	黑咖啡 1 杯 + 方糖 1 块
午餐	煮鸡蛋 2 个 + 西红柿 1 个 + 水煮菠菜 1 份
晚餐	牛排 200 克 + 生菜 50 克（加少许橄榄油和柠檬拌食）
第九天	
早餐	黑咖啡 1 杯 + 方糖 1 块
午餐	低脂火腿 200 克 + 天然酸奶 200 毫升
晚餐	牛排 200 克 + 生菜 50 克（加少许橄榄油和柠檬拌食）
第十天	
早餐	黑咖啡 1 杯 + 方糖 1 块 + 烤面包片 1 片
午餐	煮鸡蛋 2 个 + 低脂火腿 200 克 + 生菜 50 克（加少许橄榄油和柠檬拌食）
晚餐	水煮芹菜 50 克 + 西红柿 1 个 + 新鲜水果 1 个
第十一天	
早餐	黑咖啡 1 杯 + 方糖 1 块 + 烤面包片 1 片
午餐	橙汁 200 毫升 + 天然酸奶 200 克
晚餐	煮鸡蛋 1 个 + 胡萝卜 1 根（切碎生吃）+ 白干酪 200 克
第十二天	
早餐	胡萝卜 1 根（切碎，洒上柠檬汁生吃）
午餐	熟鳕鱼 200 克（洒上柠檬汁和 1 勺黄油）
晚餐	牛排 200 克 + 生菜 50 克（加少许橄榄油和柠檬拌食）+ 西芹块 50 克

第十三天	
早餐	黑咖啡 1 杯 + 方糖 1 块 + 烤面包片 1 片
午餐	煮鸡蛋 2 个 + 胡萝卜 1 根（切碎，洒上柠檬汁生吃）
晚餐	鸡肉 250 克 + 生菜 50 克（加少许橄榄油和柠檬拌食）

我简单估算了一下，这个食谱每天的热量都只有 500 千卡左右。而正常女性每日消耗的热量是 2000 千卡，基础代谢为 1200 ～ 1400 千卡；正常男性每日消耗的热量是 3000 千卡，基础代谢为 1600 ～ 2000 千卡。

按照这个食谱，连正常女性基础代谢的一半热量都达不到，相当于每天都在执行轻断食。

看过本书对于辟谷减肥的解读，你们应该知道，轻断食相当于半辟谷，每周不应超过 3 次，而这个食谱则是连续 13 天轻断食，对身体的损伤可想而知。

更可怕的是，大多数人减肥不看减脂率，只看体重。这个方法确实能降体重，毕竟都快绝食了。很多女性尝到减重的甜头以后，可能会反复多次执行这个方案，这样下去很有可能造成卵巢早衰。

哥本哈根减肥法，去掉这个唬人的名头之后，它的本质就是节食减肥法。所有节食减肥的副作用它都有，包括但不限于卵巢早衰、胃病、破坏代谢、体重快速反弹、身材松垮、失眠、掉发等。

这是用自己的身体来交智商税。

11

肥胖是因为营养过剩

热量高不代表营养价值高

营养和热量并不是一回事。有个词叫"营养密度"，指的是相同热量下营养素的浓度。

热量高，营养少，就叫营养密度低；热量低，营养多，就叫营养密度高。

这样讲大家就清楚了吧？

肥胖的人喜欢奶茶、烤肉、油炸食品等，这些东西热量很高，但是营养素并不多，都是营养密度低的食物，也可以称为垃圾食品。

瘦的人虽然吃的东西也不少，但大多是瘦肉、蔬菜、粗粮、牛奶、鸡蛋等，热量不高，营养素很全面，都是营养密度高的食物。

一个人长期吃营养密度高的食物，大概率胖不起来。

热量超标，对以心脏为主的器官都有负面影响。营养不良，身体的发育和正常运转会受影响。两者相加，不但身体肥胖、负担重，还会导致身体的正常功能受损及代谢能力下降。

长此以往，没有哪个胖子是身体健康的——营养不良的人怎么会身体健康？

所以说，不要觉得长胖是伙食太好，反而是伙食很差——营养密度差！

那么大家知道减肥应该怎么做了吧？就是要减热量、补营养，多吃营养密度高的食物。

大家仔细回想一下，健康的减肥食谱里是不是都有牛奶、豆浆、鸡蛋、瘦肉、蔬菜、粗粮、坚果等营养密度高的食物？

只要你每天吃的都是这些健康食物，哪怕你吃得再多，也不会胖，反而还会慢慢瘦下来。

所以，"肥胖是因为营养过剩"是一句谎言，真相是肥胖者大多营养不良，热量过剩。

减肥不能吃主食

让你长胖的不是主食，而是糖油混合物

这个谎言已经流行很久了，至今仍有无数人信奉它、执行它。

很多人来到我的门诊，跟我说："邱医生，我每天都不吃主食啊，怎么还是胖呢？"

我通常会告诉他们："减肥，不可以只看单一的食物，我们更需要重视整体的饮食结构。"

很多人吃主食容易长胖，是因为吃的只有主食，缺乏蛋白质，那么就会造成碳水化合物的供能比例过高。

同时，我们必须关注另一个现象，一个人不可能只吃主食而不吃配菜。

比如炒粉、炒面、红油面、盖浇饭，通常它们的配菜或者汤汁口味都很重，并且含有大量的脂肪。

吃这些食物时供能结构就变成了碳水化合物和脂肪，而这些食物就是我们俗称的糖油混合物。这种饮食结构是最容易令人长胖的。

所以，让你长胖的并不是主食，而是糖油混合物。

因此，我们要做的并不是不吃主食，而是改变糖油混合物的饮食结构，方法就是多肉少油。

多肉指的是增加瘦肉类食物的摄入，比如鱼肉、虾肉、牛肉、羊肉、鸡肉、鸭肉、鹅肉，只要是去皮的瘦肉，包括猪肉，都可以放心吃。

少油就是要去皮去肥，而且在做菜的时候，要控制额外使用的食用油——因为瘦肉里面已经有不少油了。

完全戒主食是不理智的，对减肥也不会有太好的效果。可能在刚开始戒主食的时候，你的体重会快速下降，但那只是脱水的表现。

具体的原因是，碳水化合物进入体内转化为糖原，糖原在体内和水分以 1∶3 的比例储存。当你戒主食之后，糖原含量下降，水分也会快速减少，造成体重快速下降的假象。

但是随着时间的推移，水分不可能持续丢失，人体反而可能因为缺水而出现缺水性水肿，这样一来体重就会停止下降甚至反弹。

而且长时间不吃主食也会让身体缺乏营养，因为主食里不只有碳水化合物，还有很多人体需要的微量元素。到时候你就会发现，自己变得情绪烦躁、疲倦无力、狂掉头发、月经紊乱甚至卵巢早衰。

所以，戒主食是一个短效、短视的方法，只能满足临时性的减肥需求，不可长期持续，这个方法的远期效果不理想而且对身体有害。这样做相当于大脑接受了这个谎言，然后用健康交了智商税。

另外，目前社会上很流行断糖，但是断糖应该是减少工业糖、精制糖等的摄入，比如奶茶、蛋糕、饮料里面的糖分，而不是主食里面的淀粉。

现代人的身体状况不断变差，并不是因为摄入的主食过多，而是近几十年来，摄入的高糖垃圾食品越来越多。

有些人一边戒主食，一边喝饮料、吃零食，这样做简直是掩耳盗铃、自欺欺人。

那么，我们应该如何正确食用主食呢？我的建议是粗细搭配，饭肉均衡。

粗细搭配指的是早餐吃粗粮，午餐吃细粮，晚餐不吃主食或者粗细结合。

具体来说就是早餐吃玉米、红薯、麦片、全麦面包等粗粮；午餐吃米饭、馒头、面条等细粮；晚餐可以不吃主食或者吃杂粮饭（粗粮与细粮比例为 1:2 或者 1:1 均可）。

饭肉均衡指的是早餐吃粗粮，但是必须搭配牛奶、豆浆和鸡蛋、肉类，组成"碳水化合物＋蛋白质"的组合；午餐虽然吃米饭、馒头、面条，但是必须保证主食和肉食体积大致 1∶1 的比例，吃多少饭就吃多少肉，既能吃饱，又能营养均衡；晚餐可以不吃主食或者吃杂粮饭，但必须吃肉类，肉类的总量接近午餐的肉类总量。

同时，不要忘记，肉类指的是去皮、少油的瘦肉。另外，蔬菜也是必不可少的，每天要吃300～400克蔬菜，如果正餐吃的蔬菜不够，可以拿黄瓜、西红柿当零食来补充。

这样的饮食结构不但会让你持续变瘦，还能让你营养均衡，气色越来越好。

只有这样，才能健康地变瘦、变美。

睡前 4 小时不能吃东西

睡前吃东西并不影响减肥

问一个问题：如果你在减肥期间，早饭和午饭都是按照健康减脂餐的标准吃的，但是因为工作太忙错过了晚饭时间，直到晚上 10 点，才有时间吃东西，可是这时离你睡觉只有 1 个小时了，你还能吃吗？

减肥的时候，细节很重要，但是过于重视一些无意义的细节，则会让人焦虑。

我在诊所出诊时就经常被问到这个问题："邱医生，我听说睡前 4 小时不能吃东西，否则 1 天的减肥努力就会白费，是真的吗？"

我的答案很简单：假的。

这种说法并无依据，睡前吃东西并不影响减肥，影响减肥的主要因素是全天的食物总量。也就是说，如果你白天基本上没怎么吃东西，晚上吃点儿夜宵肯定不会让你变胖，反而会让你睡得更好。

有太多人为了减肥饿得睡不着觉，这反而影响了后续的减肥计划。所以，在减肥的时候，你更应该做的是关注和安排自己一整天的饮食，而不是纠结睡前 4 小时能不能吃东西。

我们回到开篇的问题：晚上 10 点还能吃东西吗？当然能吃——别吃烧烤、喝奶茶就行了。

吃什么比较好呢？你可以喝一杯牛奶，加一份坚果，加几片牛肉干，再来点儿水果。

你也可以给自己煮一碗面，放一小把面，煮一两个荷包蛋，放点儿青菜。

吃完以后，舒舒服服睡觉去，完全不必担心你的减肥计划被破坏。

当然，这样的安排，是基于你的早餐和午餐是按照健康减脂餐的标准吃的。

如果你早、午、晚三餐都吃得挺多、挺饱，晚上又饿了，还想吃，那就另当别论。

这个时候，你应该洗个澡，然后刷个牙、喝杯水，早点儿睡觉。

还有一点我们需要注意，如果你三餐都是正常吃的，但晚上却饿了，这是为什么呢？这可能有 3 个原因：

1. 睡得太晚了。你的睡觉时间跟晚餐时间间隔太久，这样正常人都会饿，所以你应该尽量早睡，要知道，晚睡可是长胖的元凶之一。

2. 白天吃得太少了。很多人为了减肥，把三餐安排得过度严苛，把自律变成了自虐，导致全天的热量和营养摄入不足，那么身体就会在晚上向你发出抗议。久而久之，你的胃还可能会被饿出病来。

3. 吃得太咸了。大脑是一个很神奇的器官，它很难分辨饥饿和口渴，因为控制这两种感觉的中枢靠得太近了。所以很多口味重的人如果不注意喝水，晚上很容易感觉到肚子饿……这时候最简单的做法，就是喝一杯温水。当然，更重要的是调整自己的口味。

总体来说，在减肥过程中，最佳的做法是安排好全天应该摄入的热量和营养，确保 1 天之内吃的食物能满足人体所需。

因为这些热量和营养是你代谢保持旺盛的保证，吃少了未必可以变瘦，反而可能让代谢下降，何必呢！

至于具体怎么安排自己全天的饮食，可以参考附录中的《黄色食谱》和《蓝色食谱》。

睡前不能喝水

渴了就应该喝水

跟睡前不能吃东西一样，很多人对细节的严苛要求，让人怀疑他到底是在减肥还是在自虐。

有一个粉丝曾经问我："邱医生，我以前的减肥老师叮嘱我睡前不能喝水，否则第二天会水肿，体重会增加，是真的吗？"

我哑然失笑。

我告诉她："当你渴了，就应该喝水！尤其是白天喝水不多时。"

睡前喝水不会影响减肥，因为你喝进去的水，早晚会通过小便被排出体外，何必在意这一点儿水分的波动？我们减肥是为了减脂肪，而不是为了减水分。

况且，该喝的水没喝，反而会导致代谢率降低。要知道水是生命之源，人体稍微缺一点儿水，代谢率就会下降3% ～ 5%。

而且水也是脂肪分解的重要参与要素，缺水时，脂肪分解效率也会下降。

至于睡前喝水会导致水肿，我理解你的担心。但是你应该仔细想一想，为什么别人不水肿，你却水肿呢？

从中医的角度来说，水肿可能是由脾虚和肾虚导致的。这个问题，不应该靠控制饮水去解决，而应该适当健脾补肾。不解决根源的问题，而是去掩盖症状，就本末倒置了。

好比一个城市的排水系统不行，你不去改进排水系统，反而渴望不要下雨，那岂不是要受灾了？

所以，只要你渴了，哪怕凌晨 3 点，也应该喝水。但是，注意不要喝太多。

扩展一下，人每天到底应该喝多少水？

正常成年人每天需要的水分，大概是 2000～2500 毫升。

人 1 天正常的尿量是 1350～1500 毫升，皮肤会蒸发 700 毫升左右的水分，还有每天要通过粪便排出 150 毫升左右的水分。

当然，体形越大的人，需要的水分越多；运动多的人、出汗多的人，也需要补充更多的水分。

那么，是否意味着人每天都要喝 2000 毫升以上的水呢？

并非如此。因为人在进食的过程中，会摄入一定的水分，尤其是水果、蔬菜和奶类、汤类，含有较多的水分。

因此，正常人每天喝1200～1500毫升的水就可以了。

有些人没有喝水的习惯，也有些人不太喜欢喝没有味道的水。这里有两个方法推荐：

1. 定闹钟。每天定8个闹钟，闹钟一响，就喝上100毫升，再加上早晨起床的500毫升，1天就差不多了。

2. 我自己有一个习惯，因为我个人熬夜比较多，所以我长期用四神汤加黑芝麻、桑葚煮水1200毫升饮用，每天喝完才下班。四神汤加黑芝麻、桑葚的搭配，能够健脾补肾、缓解疲劳、降低水肿概率，一举多得。

减肥要喝脱脂奶

减肥不需要喝脱脂奶

减肥要喝牛奶，这是很多人都认可的。喝牛奶的好处有很多。

1. 牛奶中含有大量的蛋白质，每 100 毫升牛奶含有 2.5 克以上的蛋白质。一杯 250 毫升的牛奶，就有 7.5 克以上的蛋白质，相当不错了。

2. 牛奶含有丰富的钙质，可以加速腹部脂肪的燃烧代谢，也可以强健骨骼。

3. 牛奶含有丰富的 5- 羟色胺前体，可以帮助人们放松身心，改善睡眠，提高减肥效率。

4. 牛奶会产生比较好的饱腹感，喝牛奶可以减轻减肥过程中的饥饿感。

这时候很多人就开始动心思了，牛奶虽然有这么多好处，但是脂肪含量比较高，是不是减肥的时候喝脱脂奶比较好呢？

所以很多人开始喝脱脂奶，然后发现脱脂奶不但比纯牛奶贵（因为增加了脱脂工序，成本更高），而且更难喝。真的是令人非常纠结。

其实我个人认为，减肥不必喝脱脂奶，喝全脂奶就可以了。

理由如下：全脂奶中的脂肪含量大约为 3%，半脱脂奶为 1.5%，脱脂奶为 0.5%。计算下来，一盒 250 毫升的牛奶，脱脂之后可以减少 75 克的脂肪，大约为 65 千卡的热量——并不算高。

而且，脱去脂肪以后，牛奶会丧失很多它在减肥中的好处。

1. 脱脂导致很多脂溶性维生素丢失和无法吸收，使牛奶的营养大量流失。

2. 脱脂奶会影响人体对钙质的吸收，从而导致牛奶燃烧腹部脂肪和强健骨骼的作用下降。

3. 脂肪是提供饱腹感和排便反射的重要营养素，脱脂会造成牛奶的饱腹感变差，也会让人更容易便秘。

4. 英国科学家曾经做过一个实验，给1万个小孩分别喝全脂奶和脱脂奶，结果发现喝脱脂奶的小孩会吃更多其他的食物来满足自己，反而可能导致新的肥胖问题。

所以，减肥不需要喝脱脂奶，因为它带来减少脂肪好处的同时，也带来很多坏处。总的来说，并不合算。

虽然喝一杯全脂奶比喝一杯脱脂奶多摄入75克脂肪，但是在健康的减肥方案中，我们通常并不要求绝对的低脂肪饮食。

我们要求的少油，不是去减少摄入健康的脂肪，而是尽量减少摄入一些不必要的、不健康的油脂。比如，少吃煎炸食物、火锅、烧烤等，只要能够做到这些，每天一杯全脂奶并不会影响减肥。

另外，据说 90% 的中国人对乳糖都存在不同程度的不耐受，有些人认为这是人种问题。

实际上，在几千年前，大多数人类都存在乳糖不耐受的问题，但是在人类繁衍过程中，因为多次遭遇食物严重短缺的情况，在一些以畜牧业为主的地区，人类进化了，克服了乳糖不耐受。

但是像我国南方大多数地区，乳类的产量并不高，牛奶在多数时候被当成中药来使用，因此那里的人可能就没有进化出耐受乳糖的功能。

乳糖不耐受的人，如果想要摄入一定的乳制品，可以考虑食用舒化奶或者无糖酸奶。注意，酸奶必须是无糖的，因为市面上多数酸奶含大量的糖，能不能助消化不一定，但吃了会长胖是肯定的。

舒化奶和无糖酸奶这两种奶既能够补充蛋白质和钙质，

也可以避免乳糖不耐受的问题。

当然，也可以用豆浆来代替乳类。豆浆中也含有较丰富的蛋白质，但是钙质相对不足。而且豆浆的蛋白质属于植物蛋白，相对而言，不如牛奶中的蛋白质那么容易吸收和利用。

另外，米汤虽然也是白色的液体，但是跟牛奶有天壤之别。在早餐中不能因为喝了米汤或者白粥就选择不喝牛奶，而且，原则上不建议减肥的人早餐喝白粥。

最后，关于牛奶具体怎么喝的建议，有以下 3 条：

1. 如果每天只喝一杯牛奶，没有必要选择脱脂奶，喝全脂奶即可。超过一杯的部分，可以选择脱脂奶。

2. 如果乳糖不耐受，建议饮用舒化奶或无糖酸奶。

3. 建议早餐选择"牛奶 + 鸡蛋"的常规搭配，补充蛋白质，保证减肥期间的营养。

减肥越快越好

减肥必须控制速度

减肥是一个对抗人性的过程，是一项从八戒到唐僧的修炼。

懒惰和贪吃是人类的天性，减肥却需要管住嘴、迈开腿。所以很多人希望把这个过程尽量缩短，就是加快速度，早减完，早放松。

然而真相是非常残酷的。那就是减肥必须控制速度！

原因有很多。第一，快速减肥大多意味着快速反弹。

减肥不是减重，减肥的目标是减掉脂肪。虽然减肥过程中难免会损失一定量的肌肉，但是应该尽量控制比例。我个人建议，减脂与减重的比例应该是 75% 以上，也就是减 10 千克体重，其中减掉的脂肪不应低于 7.5 千克，而减掉的肌肉不应高于 2.5 千克。

快速减重，基本上意味着丢失大量的肌肉和水分，而且一般来说，减重越快，减掉的肌肉越多。

肌肉和水分的丢失会很明显地造成代谢率下降，而且会让身体感知到你正处于"危机"状态，从而进入到囤积热量模式，这样减肥会越来越难。

所以很多减肥的人，刚开始减得很快、很开心，后面减不下去了，又迅速失去耐心，认为方法不适合自己，于是就放弃了。

减肥是放弃了，但是身体囤积热量的模式还在起作用，于是稍微吃一点儿就胖，大吃一顿胖 1 千克。这就是快速减肥之后必然的快速反弹。

第二，通常只有过度节食才能达到快速减重的目的，过度节食对身体的伤害，包括但不限于：

　　1. 免疫力下降：你会更容易感染细菌和病毒。
　　2. 营养不良：你会出现皮肤粗糙松垮、头晕、疲倦、脱发等状况。
　　3. 内分泌紊乱：失眠、月经失调、痤疮等。
　　4. 卵巢早衰：停经、提前衰老等。

实际上，你可能已经为一时的心血来潮，为短期的快速减重，付出了非常严重的代价。

第三，减肥速度和基础代谢相关，代谢越旺盛，减肥速度越快。

所以通常男性减肥更快，因为男性的代谢率比女性更高。

体重基数大的人减肥更快，因为通常体重基数越大，代谢率越高。

年轻人减肥更快，因为年轻人代谢比老年人旺盛。

肌肉型肥胖者、哺乳期女性等，减肥速度都会更快，原因也是他们的代谢更为旺盛。

第四，对绝大多数女性来说，快速减重是不可取的，因为快速减重对女性的伤害更大，女性的内分泌更容易紊乱，无法抵抗快速减重带来的冲击。一般来说，女性每个月减掉的体重比例在 3% ～ 5% 比较合适。

比如，你从 80 千克开始减重，那么每个月减 2.4 ～ 4 千克比较合适；等你减到了 65 千克，那么每个月减 1.95 ～ 3.25 千克比较合适。

第五，减肥的质量比减肥的速度重要太多了。减肥的质量评价标准就是前面说到的减掉的脂肪占减掉的体重的比例，简称减脂率。

这个标准似乎是我发明的：减掉的体脂 ÷ 减掉的体重，得到的百分数就是减脂率。

比如你一共减重 5 千克，使用人体成分分析仪或家用体脂秤测到减掉的脂肪为 4 千克，那么你的减脂率就是 4÷5=80%。

如果你的减脂率低于 50%，说明减掉的水分和肌肉更多，这个减肥质量很糟糕。

最后，再次警告大家，微胖的人绝不能快速减肥。因为微胖的人基数小，肌肉含量也少，快速减肥后几乎 100% 反弹，而且会比原来更胖，肉变得更为松垮。那时候后悔，可能就来不及了。

备孕时不能减肥

减肥对备孕有非常多的好处

我在门诊接诊过一些受孕困难的姐妹，也收到过不少"送子观音"的锦旗。其中有一位令我印象深刻。

她千里迢迢从北方来找我，为了解决备孕的问题。

她跟我说，她光吃中药就已经花掉了很多钱，我是她最后一根稻草，如果我这边的治疗效果不行，她就要去做试管了。

我看着她的身材陷入了沉思，我说："你真的不考虑一下减肥吗？依照你目前的身体状态，减肥才是最划算的方法啊。通过健康饮食和规律作息，减掉 10 千克的体重，让身材恢复正常，你的受孕概率会大大提高。否则的话，你吃再多的中药，可能也只是白花钱，因为中药无法抵消肥胖带来的负面影响。"

她说："是这样的吗？可是我听人说，备孕的时候减肥容易导致营养不良，会影响怀孕。所以我一直不敢减肥。"

我说："凡是涉及健康的问题，一律要听医生的，而不是道听途说。现在你要听我的，备孕时不能减肥是彻底的谎言。只要你胖，就应该减肥，而且减肥对备孕有非常多的好处。"

备孕需要健康的生活方式，而大多数肥胖者的生活方式并不健康，否则就不会胖。

他们要么吃得油腻，要么爱吃垃圾食品，要么饮食营养不均衡，要么喜欢熬夜，等等。这些不健康的生活方式会让人变胖，同样会影响备孕。

只有健康地生活，才能好好备孕。而我所说的减肥，正是健康生活的体现。

我让她减肥，不是让她节食、挨饿，而是让她健康饮食、营养均衡，同时规律作息。这样的生活方式不但能让她瘦下来，还能提高她受孕的概率。因为肥胖对怀孕的负面影响很大。

首先，肥胖会影响排卵。科学研究发现，肥胖女性卵子质量异常的概率更高，不只容易卵泡发育不良，卵泡数量也会变少。同时，肥胖女性的雌激素水平较低，雄激素水平容易偏高，这也会影响排卵。

其次，肥胖者脂肪过多，可能会影响卵子受精的概率。

最后，肥胖会引起妇科疾病，有时也会影响子宫内膜，导致子宫内膜功能不全，影响受精卵着床，而且，肥胖女性流产的概率也会更高，这和内分泌及子宫内膜功能都有关系。

当然，肥胖不只影响女性备孕，对于备孕期的肥胖男性，我也建议减肥。

因为肥胖会影响男性的性能力。国内有一项调查显示，大约 1/3 的男性会因为肥胖而出现性功能或者性欲的下降。

另外，肥胖还会影响精子的质量和数量。国外有研究发现，对于肥胖男性来说，减肥成功可以使精子的浓度增加一倍，而且质量和活力也会更好。

即使顺利度过了备孕期，肥胖对孕妇也有很大的伤害。

身躯肥胖会导致活动不便，甚至还可能影响大小便。而且，孕期子宫增大，和脂肪一起挤压肺和心脏等器官，会造成呼吸困难，等等。

同时，因为肥胖，脂肪过度堆积，胰岛素分泌异常，会增加妊娠期糖尿病、高血压等患病风险。

另外，肥胖也会影响产后恢复。

还有，肥胖对胎儿有很大的负面影响，会导致巨大儿，增加孩子患代谢性疾病的概率，影响孩子的免疫力，等等。

可以说，肥胖对备孕中的整个家庭都有非常大的负面影响。那么，我们还有什么理由不减肥呢？减肥以后，上面提到的那些问题通通都不存在了。父母和孩子更健康，未来也更加美好，何乐而不为呢？

18

晚餐只吃水果可以减肥

晚餐绝对不能只吃水果

　　我的蓝色食谱更新过好几次，最近一次更新的时候，特意在"晚餐"那一栏明确提出：晚餐绝对不能只吃水果。

　　很多人觉得奇怪，因为他们以前都是靠晚餐只吃蔬菜或者水果瘦下来的，为什么现在医生不让这么吃了呢？

　　那是因为，晚餐只吃水果，虽然短期内体重会下降，但是这个饮食模式属于节食，很容易破坏代谢，可能导致以后晚餐稍微吃多点儿，体重就会暴增。我认为这种方法不明智。

水果的主要营养结构是"水分＋维生素＋纤维素＋果糖"，缺乏人体需要的关键营养素——蛋白质。

从这个营养结构来说，水果只能作为正餐之外的补充，但绝不能成为正餐。按照健康饮食的理念，每一顿正餐都必须有蛋白质。

而且，水果虽然脂肪含量低，热量也不高，但是水果提供热量的主要成分是果糖，而果糖的代谢模式决定了它是很容易导致肥胖的。

最后，水果中 80% 以上是水分，虽然刚吃下去会觉得饱，但是由于缺乏蛋白质和脂肪，注定了它的饱腹感无法持续，你很快又会想吃其他的食物。

以上的特点决定了，即使是要减肥，水果也不够资格单独替代一顿正餐。

而且我个人反复强调，只有健康地减肥，才能持续，才能不反弹。水果虽然是健康食品，但是单独作为正餐，就是不健康的吃法。

营养学中有一句很著名的话："没有垃圾食品，只有垃圾吃法。"再健康的食物，你乱吃、瞎吃，也会变得不健康。

另外，从中医的角度来讨论这个话题，就更加明确了。多数水果属于生冷寒凉之品，而且多数人吃水果都是从冰箱里拿出来就吃，这就更加重了它的寒性。生冷寒凉的水果最容易伤人脾胃。

你在空腹的情况下只吃一份水果作为晚餐，一方面让脾胃缺乏营养，另一方面又把脾胃给冰坏了。久而久之，脾胃就会罢工。

要知道，脾胃是人体代谢的核心。脾胃被冰坏了，罢工了，就会导致你的代谢效率明显下降，减肥很快就会进入平台期并逐渐开始反弹。

而且，你会发现自己越来越容易胖，越来越不容易瘦，核心原因就是脾胃被吃坏了。好比汽车，它的发动机坏了，你还能指望它带你去美好的远方吗？

爬楼梯减肥

爬楼梯不一定能减肥，但可能会废掉腿

私教课太贵，跑步机没位，打篮球嫌累，做瑜伽不会，想来想去，还是爬楼梯减肥最实惠！不限场地，不限天气，不需技巧，不花钞票。

这是很多爬楼梯减肥者的心声，也是他们推崇爬楼梯减肥的主要原因。"爬楼梯还能锻炼关节和下肢力量呢！"他们说。

但是，他们可能错了。

其实，爬楼梯不一定能减肥，但很有可能会废掉腿。因为膝关节是人体的主要承重关节，而爬楼梯是在承重的基础上，反复做高频率的折叠运动，这时膝关节受到的损伤远远大于其他承重关节。

大多数肥胖者体重超标，膝关节承受的压力本来就大，由于没有运动基础，所以不懂科学爬楼梯姿势，股四头肌力量偏弱，无法帮膝关节承重，如果盲目去爬楼梯减肥，很容易损伤膝关节。不出半个月，很多人就会感觉膝盖有明显的不适。

有些有小聪明的人可能会说："那我只上楼的时候爬楼梯，下楼的时候坐电梯，怎么样？"

要知道，人在上楼梯时，膝盖承重是体重的 3 ～ 4 倍；下楼梯时，膝盖承重为体重的 5 ～ 7 倍。膝关节要是会说话，早就抗议了。

一般来说，懂运动的人，都不会选择爬楼梯减肥；不懂运动的人，爬楼梯减肥损伤更大。

那到底是谁忽悠大家去爬楼梯减肥的呢？我估计是不懂运动的人。

当然，话说回来，有些人可能会问：本来以为爬楼梯能减肥，现在又被邱医生给"封杀"了，那我们这些不想出门的人，应该怎么运动减肥啊？

其实很简单，符合减肥要求的运动有很多。比如，举哑铃、跳绳、俯卧撑、腰腹核心运动等，都是很简单而且可以耗能增肌的运动。在手机里下载一个运动软件，跟着练就可以了，一点儿都不难。减肥难就难在你不坚持。

所有想要通过运动减肥的人，最大的问题就是不坚持，更大的问题是以为单纯靠运动就可以减肥，而忽视了饮食因素。要知道，瘦，是吃出来的。

当然，如果你要跟我犟，说我就要爬楼梯，谁也挡不住我！

好吧！那也没问题，但是在此之前，我建议你锻炼好自己的股四头肌，以帮助膝关节承重。

锻炼股四头肌的方法，可以考虑一下 90° 靠墙蹲。

减肥必须运动

减肥的秘诀在厨房里，不在健身房里

读过我的《减脂生活：基础代谢减肥法》这本书的朋友们应该清楚运动对减肥的意义。

总体来说，运动对人体有非常多的健康意义。而在减肥的世界里，运动的最大目的是增加能量消耗。

根据基础代谢减肥法的理论，人体每天的能量消耗分成三大部分：基础代谢（约70%）、日常活动（约20%）、食物热效应（约10%）。

这是大多数普通人的能量消耗占比，专业运动员除外，他们的运动量实在太大了。

对于普通人来说，运动消耗的能量是包含在日常活动消耗的能量里的。也就是说，通过运动来消耗能量，最多只占人体每天能量消耗的 20%。

一个普通成年女性，基础代谢大概是每天 1200 千卡，那么可以估算出她每天消耗的总能量是 1700（1200÷70%）千卡。运动消耗的能量最多占 20%，也就是 340 千卡。

很多人可能会奇怪，我可以增加运动量啊，我每天运动 3～4 个小时，行不行？

可以。但是首先，国际研究证实，随着运动量的增加和熟练程度的提高，做同样的运动所消耗的能量是逐步下降的——类似于边际递减效应。

其次，作为一个普通人，其实很难长期坚持每天运动 3～4 个小时。第一，时间不允许；第二，身体扛不住，除非你是专业的运动员。

最后，国际研究还证实，人的身体存在能量补偿效应，当你通过运动消耗了大量的能量之后，身体会通过其他方式降低能量消耗——不自觉地减少一些日常活动。比如，你在健身房运动了 2 个小时以后，还会回来自己做饭吗？很可能就不会了。

所以，对于大多数人来说，运动所消耗的能量是有上限的，依据目前的科学认识，就是我前面所说的 20%。

还有一些人说，运动可以提高基础代谢啊，基础代谢提高了，每天的能量总消耗不就水涨船高了吗？

确实如此。但是，通过运动来提高基础代谢是一个漫长的过程，大多数普通人无法坚持。而且，目前国际上的研究证实，对于女性来说，通过运动增肌来提高基础代谢的可能性非常低，几乎趋近于零。

即使能提高，其实也很有限，想要用这点儿提高的代谢来帮助减肥，几乎等于痴人说梦。

综上所述，对于普通人来说，运动消耗的能量一般只占每日能量消耗总量的 20% 左右——甚至大部分人根本达不到。

因此，我有一个更贴合实际的建议，就是与其花大量的时间勉强自己运动，不如把这些运动的时间花在厨房里。研究饮食和营养，让自己吃得更健康；吃外卖多的人尽量自己带饭；不要说自己吃得不多，要搞清楚自己吃的到底是什么。

减肥界有一句真理名言：减肥的秘诀在厨房里，不在健身房里。

其实，人越胖，运动对减肥的价值就越低，而饮食管理的价值就越高。当然，对有些人来说，运动是一种仪式感，是必须要有的。那非常好，但你不能只有仪式感而不干实事。

减肥的实事是什么？是控制饮食。长期科学健康的饮食才是真正的自律。上健身房打卡有些时候可能只是自欺欺人，它的实际作用实在是太弱了。

"三分练，七分吃。"小学生都会做的选择题，肯定是先把"七分吃"搞清楚。否则，就如猴子捡了芝麻丢了西瓜一样，因小失大。

作为比猴子进化得更高级的人类，我们必须先捡西瓜，在有时间的情况下，再捡芝麻。

实际上，很多运动减肥的效果，你以为是练出来的，其实很可能是节食饿出来的。

既然免不了要节食，为什么不把方案做得更科学健康一点儿？毕竟，饭是每天都要吃的，运动可不一定每天都做。

代餐减肥会让身体变虚

> 代餐只是减肥的辅助工具

懒，是肥胖者的共性——当然也是所有人的天性。

于是，减肥代餐就因此诞生了，既能让你偷懒不做饭，还能帮你减肥，世界多奇妙啊！

但是有些人又说了："不行啊，我用代餐来减肥，瘦是瘦了，但感觉身体很虚，代餐是不是会掏空身体？"

其实，减肥以后人会觉得虚是比较常见的现象。

这通常是由不健康的减肥方法导致的，具体到代餐减肥，有两种可能：

> 1. 代餐品质太差。该有的营养没有，只是一堆能使人产生饱腹感的东西。虽然不饿，但不代表不虚。
>
> 2. 代餐的使用方法有误。因为代餐热量低，每天只能代一餐，如果你每天代两餐甚至三餐，那么就会出现瘦得快但身体也会虚的现象，而且，停用以后很快就会反弹。这种使用方法，本质上属于过度节食。

要想说清楚代餐减肥，我们得先聊一下代餐是什么。

大概在一两百年前，有些人因为肠道疾病或者战争损伤而无法进食。那怎么办呢？那时候的医生就往患者肠道里灌牛肉汤，通过这种方式来给患者补充营养。虽然患者肯定会逐渐消瘦，但毕竟有点儿营养，不至于饿死。

后来经过逐渐发展，牛肉汤做得越来越好，营养越来越丰富。

它已经不再是牛肉汤，而是营养汤了，营养师将配制的含有各种营养的液体灌进患者胃里或者肠道里，医学上称其为肠内营养制剂。

人类的智慧是无穷的。再后来，人们就发现，这种方法不仅可以让人摄入足够的营养，还会让人变瘦，那为什么不用来减肥呢？

于是，减肥代餐就出现了。

随着技术的发展，代餐有了国际标准，也有了国内的标准。2019 年中国营养学会发布了《代餐食品》(T/CNSS 002-2019) 团体标准，里面要求每份代餐热量不能低于200 千卡，不能高于 400 千卡。

而且，其中必须要有足够的蛋白质，蛋白质供能占比为 25% ~ 50%，脂肪供能占比不能超过 30%。

推算一下，一份 200 千卡的代餐，蛋白质含量应该是12.5 ~ 25 克。

按照这个标准，你们就知道我前面所说的代餐品质太差是什么意思了。

很多代餐热量根本不达标，甚至一份代餐的热量都不到 100 千卡，蛋白质更是只有寥寥几克，完全达不到供应营养的要求。这种代餐当然会让你越吃越虚。

话说回来，代餐只是一个减肥的辅助工具。人类和动物的区别是什么？是人类懂得使用工具。人类是使用工具的，而不是被工具控制的。

通过每天吃两份代餐来减肥的方法，本质上就是依赖代餐，被代餐（工具）控制，这种方法是极不可取的。

我们应该学会合理选择和使用代餐这个工具。

怎样选择？首先，代餐的热量不能过低，至少要有200 千卡（837 千焦）；其次，蛋白质比例不能过低，一份代餐所含的蛋白质要在 20 ～ 30 克（我的要求比较高）。

怎样使用？每天只用代餐代替一次正餐，比较理想的是代替午餐或者晚餐。

要知道，减肥靠的是科学的饮食控制，而不是疯狂饿肚子。

假如一份代餐提供的能量是 200 千卡，那么对于一个每天基础代谢 1200 千卡的人来说，另外两餐就需要摄入 1000 千卡。

早餐：牛奶 + 鸡蛋 + 粗粮 ≈ 400 千卡
午餐：米饭 + 肉菜 + 素菜 ≈ 600 千卡
晚餐：代餐（或中、晚餐交换）

这样的代餐使用方法才是科学、健康的。

喝红酒不长胖

无论什么酒，喝多了都会胖

酒是多数成年人生活中不可缺少的一部分。无论是商业应酬、朋友聚会还是私下放松心情，随意喝上几杯，那真是极好的。

不过我们可以发现，经常喝酒的人往往会有圆滚滚的"啤酒肚"，这也让想减肥的朋友们对喝酒"望而却步"。

有些小伙伴想到了"曲线减肥"，既然喝啤酒会胖，那我以后喝红酒总行了吧。

天真，真的是太天真了。无论喝什么酒都是会发胖的，红酒、白酒、啤酒并没有本质上的差别。因为让你发胖的是酒里面的酒精，而不是红、白、黄的颜色。

举个例子，通常白酒的度数是 50 度，红酒的度数是 12 度，啤酒是 5 度。

红酒和啤酒的度数与白酒相比是挺低的，但扛不住你喝得多啊。

你白酒能喝 100 毫升，也就是摄入 50 克酒精；红酒能喝半瓶，400 毫升，也就是摄入 48 克酒精；啤酒能来 2 瓶，1000 毫升，也是摄入 50 克酒精。摄入的酒精量其实差别并不大。

大家也知道，有时候氛围一到嗨起来了，哪管喝的是什么酒，啤酒那是一瓶一瓶地吹，红酒那是一杯一杯地来。而且红酒也不会因为它看起来高端一点儿，酒精含量就变少了。

这样一来，摄入的酒精总量就非常吓人了。

所以，喝哪种酒不容易胖，关键不是看酒的品种，而是看你摄入的酒精总量。甭管什么酒，你喝得多，都会胖。

另外，酒精让人变胖，并不是因为酒精的热量——人的身体并不直接吸收来自酒精的热量。

酒精让人变胖的主要原因如下：

1. 酒精会导致人体代谢紊乱，加速肥胖。
2. 喝酒的时候吃的东西，比如烤肉、花生、炸鸡等容易让人变胖。

一边让你代谢紊乱，一边骗你吃进去高热量的东西，酒精不是魔鬼是啥？这样的魔鬼，肯定是越多越容易让人发胖。

当然，也有一些人，喝很多酒但就是不胖，为什么呢？因为他喝酒把胃喝坏了。这个问题比长胖更严重。

延伸阅读一：红酒能软化血管吗？

"红酒能软化血管"这个说法是纯粹的伪科学。因为到目前为止，没有科学依据能够支撑这一说法。

之所以认为喝红酒能软化血管，是因为红酒中含有白藜芦醇这种物质。一些体外实验和动物实验研究发现，红酒中的抗氧化剂白藜芦醇可能有助于保护血管内壁。

但是，体外实验和人体实验相差很多，而且，红酒中白藜芦醇的含量微乎其微，如果要想起到预防保健作用，可能1天要喝上几百瓶甚至上千瓶，这显然并不符合实际。

另外，2018年8月，世界顶级医学期刊《柳叶刀》刊文指出，喝酒直接导致了全球280万人的死亡。同时，有研究表明，酒精和心血管疾病、癌症等多种疾病都有直接关联。

多项研究已经证实，摄入的酒精无论多少，对人体都是有害的。

也就是说，酒喝得越少越好，更不用说通过喝红酒来软化血管了，那是无稽之谈。

延伸阅读二：酒能活血吗？

虽然酒确实有一点点活血作用，但通过运动和泡脚也是可以达到同样效果的，没必要专门通过喝酒活血。

有些人知道喝酒不好，又忍不住想过过嘴瘾，就折腾起了泡药酒。美其名曰中药与酒"溶"于一体，强身健体。要我说，喝药就好好喝药，干吗非得配药酒呢？不要为你的贪杯找借口！

当然了，要真是年纪大了，戒不了酒，最好还是找个靠谱的中医，开个配方，浸个小药酒，祛风湿、通经络，不要自己瞎折腾。

每天抿一小口，小酌怡情一下，未尝不可。但万万不可将酒当作日常饮品，更不可寄希望于其"保健"功效。

湿气导致肥胖

并不是湿气导致肥胖

"十人九湿"这种说法，不知道大家有没有听说过？

据说湿气不分季节、不分体质、不分男女，随时会乘虚而入。

这也使得不少朋友一有点儿头疼脑热，就会立马怀疑自己是不是体内湿气重。湿气就像一个千年"背锅侠"，身体有啥事都得赖它。

这不，就连肥胖也来"碰瓷"了。自己老是瘦不下来，得怪湿气，认为是湿气导致肥胖的。对此，湿气只想说：

"这锅我不背。"

真相是肥胖导致湿气，然后湿气才导致肥肉难减的。

为什么呢？

说到湿气，其实它是一个很庞大的概念，想要一口气说完是不大可能的。

简单来说，痰湿是湿气的一种，而肥胖和痰湿之间，是存在必然联系的。

痰湿为中医概念，"痰"分为有形之痰与无形之痰，有形之痰可以理解为咳嗽咳出的痰，而中医通常提及的是无形之痰。

《黄帝内经》道："痰之本，水也，源于肾。"

人体70%的成分是水，中医称为"津液"，它运输营养物质到身体各个部位，同时把身体里的垃圾运送到体外。

如果津液运行失常，就会先形成湿，当湿不能很好地运化，再蒸腾进津液就会形成痰。

痰湿体质是水太多了，主要和脾脏功能相对不足有关。就我的门诊经验来说，90% 以上的体重超标者，都属于痰湿体质。

这类人体质有什么特点呢？舌苔白腻，面色㿠白，小便清长，大便软或黏，个别人有点儿水肿，等等。

古人说"肥人多痰"而不是"湿人多肥"。可见，痰湿，是肥胖者的典型特征。

但是，并不是所有痰湿重的人都肥胖。

湿分为内湿和外湿。外湿来自环境，内湿则来自饮食。

外湿明显的环境，我们可以想到江浙闽粤等东部和东南沿海地区。不过你会惊奇地发现，这些地区的肥胖率并不高，排不进全国前十。

而肥胖率高的省份，如京津冀鲁等，虽然外湿不重，但因为人们饮食失调，所以存在严重的内湿。

实际上，并不是湿气导致肥胖，而是由不当或者过量的饮食导致了肥胖，同时导致内湿严重，其典型表现就是舌体胖大，齿痕明显。

在内湿严重的情况下，痰湿会阻碍脾胃的运行，降低身体代谢效率，既加重了肥胖，又降低了减肥的效率。

因此，肥胖者不要再把黑锅丢给湿气，把自己伪装成一个无辜的受害者了！

如果说湿气是恶狼，那么就是你自己"亲口"引狼入室的。只有真的认识到这一点，你才能面对问题、解决问题。

当然，从治疗的角度来说，几乎所有肥胖者都要祛湿，这是毫无疑问的。

那么，肥胖者应该如何祛湿呢？尝试下"祛湿三剑客"吧。

健脾胃

健脾胃，可以增强脾胃对湿气的代谢能力，从内运化痰湿。正所谓："中满者，泻之于内。"——《黄帝内经·素问》

泡脚、运动

泡脚或运动可以散寒发汗，让外湿向上、向外通过毛孔发散。正所谓："其有邪者，渍形以为汗；其在皮者，汗而发之。"——《黄帝内经·素问》

通利小便

多喝水或者使用茯苓、赤小豆等食疗材料可以利尿祛湿，让体内湿气随小便排出。正所谓："其在下者，引而竭之。"——《黄帝内经·素问》

24

经期随便吃不长胖

经期只要吃得多，肯定会变胖

减肥界一直有一个传闻，那就是女性朋友在月经期可以随便吃，不会胖。所以很多女生一到月经期，就开始放纵自我，各种零食通通吃起来。

毕竟，每个月就那么几天特殊日子，怎么能不对自己好点儿呢！而且月经期失血多，身体消耗大，新陈代谢也会加快，多吃点儿东西不仅不用担心长胖，还可以给身体补充能量。

听起来似乎还挺有道理的，然而事实果真如此吗？

醒醒吧，当真你就胖了！经期只要吃得多，肯定会变胖！经期随便吃都不胖，只是你的错觉。

原因一：经期的新陈代谢并没有加快。

有些人可能听说，经期的新陈代谢会快点儿，不容易发胖。其实，在整个完整的月经周期，人的代谢并不会有明显的波动。在经期吃进去的东西，超过了你的代谢能力之后，照样是会变成脂肪储存起来的。

原因二：月经前后的体重变动是因为身体水肿。

很多人感觉月经后体重会下降，就觉得可能是月经期代谢旺盛导致的。实际上并不是，而是月经前及月经期身体水肿导致体重增加，月经后身体水肿消退又导致体重下降。

这就好比你在网上买东西，发现打折了很开心，结果由于你没有认真看，没有发现它实际上是偷偷先涨价再打折的。单纯的你，就这样被欺骗了。

原因三：月经期不舒服，所以吃得少。

有人会说："在经期我吃了好多巧克力，也没有变胖呀。"那是你本来就因为经期痛经、畏寒等不舒服，所以没吃多少东西。这个时候你吃点儿巧克力或者其他甜品，当然不会胖了。因为决定你胖不胖的，是你 1 天吃的食物的总热量。

我以前说过，如果你 1 天 3 顿饭都没吃，你吃 15 个炸鸡翅都不会胖。

所以，经期怎么吃都不会胖，是个妥妥的陷阱，是贪吃的女孩子给自己找的借口。

但是，如果你是一个上进又自律的女孩子，那么确实可以利用好自己规律的月经周期，让减肥更加高效。

首先，大家要知道，在整个月经周期里，女性体内的雌激素和孕激素的水平都会有很大的变化。

因为雌激素跟我们减肥速度密切相关，所以我们可以利用这一点，让减肥变得更加轻松、高效。

月经周期主要分为 3 个阶段：月经期、经后期（从月经期后到排卵期前）和经前期（从排卵期到月经期前）。

月经期

在月经期内，建议大家避免暴饮暴食，不要过度节食减肥。

另外，在月经期女性比较敏感，可以通过散步、拉伸来活动身体，但要避免做挤压腹部的动作，更不要做剧烈运动，只需要保持健康饮食就好。

要注意营养均衡搭配，多吃蛋白质丰富的食物，还可以多吃含铁元素的食物补血。

蛋白质类可以选择瘦肉、鸡蛋（答应我，别把蛋黄扔了）、鸡、鱼、虾和豆类。蔬菜类可以选择菠菜、芹菜、西红柿。

避免进食刺激性食物。不喝酒，少喝咖啡，少吃辣椒，拒绝食用生冷的食物。

经后期

女生在月经期过后，直至排卵期前，雌激素水平都处于相对稳定的状态，身体也处于一个比较好的状态，这个时期更有利于增肌，提高人体新陈代谢效率。所以这时候可以多摄入一点儿碳水化合物，以及多做力量训练，促进肌肉生长。

不过，女性增肌本身就是比较困难的事，所以不用把自己逼得太紧，坚持每天或者隔天进行一次 30 ～ 60 分钟的增肌训练就够了。

这个阶段的食谱，建议使用我的黄色食谱（见附录）。

经前期

这个阶段可以说是减脂"黄金期"，也可以说是最考验人的时候。

因为这个时候雌激素水平相对偏低，你对淀粉的欲望会越来越强烈，所以更要克制自己这方面的想法。保持以往的健康饮食，多吃粗粮和蛋白质，只有熬过去了才能看到曙光。建议参考我的蓝色食谱（见附录）。

这时候的运动应以有氧运动为主，更有利于燃烧脂肪，运动频率不用太高，强度也不用过高，一周 3 ~ 4 次，每次 40 分钟即可。推荐运动：游泳、打篮球、跳绳、跑步、快走。

按照这样的规律，你的减肥会更高效一点儿。

不过，总体来说，女性因为自身的生理特点，减肥速度都不宜太快，过快的减肥容易导致卵巢早衰，千万不要为了瘦而不要命。

不吃早餐减肥

吃优质的早餐，是健康和减肥的最佳选择

"一日之计在于晨。"在美好的早晨，要是能吃上一顿热气腾腾的早餐，那真是极好的。

不过有很多朋友因为晚睡或者习惯睡前吃点儿东西，到了第二天早上就没什么胃口，再加上起得晚，上班急，索性就跳过了早餐。

还有一些人，实在不知道吃什么早餐，自己做又嫌麻烦，于是就不吃了，权当减肥。

可是，不吃早餐真的能减肥吗？

从理论上来说，可以的。因为正常人一天三餐，而你只吃两餐，少吃一餐，就会比别人少摄入一餐的热量，会更容易瘦。

尤其是对于那些早餐吃得不对的人，我甚至建议他不吃早餐。

早餐吃得不对，指的是早餐的营养结构差，通常是以糖油混合物为主。

糖油混合物指的是淀粉（糖）和脂肪（油）混合而成的食物，比如煎饼、油条、薯片（油炸淀粉），炒粉、炒面（油炒淀粉），烧卖、肉包（淀粉包油），饼干、蛋卷（高油高糖），等等。

吃这种以糖油混合物为主的缺乏蛋白质的早餐，还不如不吃。

但无论如何，不吃早餐，都不是好的选择。无论是为了健康，还是为了减肥，吃优质的早餐，才是最明智的。

理由如下：

1.人的消化系统有规律的工作节奏。如果你原本每天吃早餐，突然为了减肥而不吃早餐，那么由于胆管、胆囊、胃及其他消化器官的正常工作并没有停止，你有可能会得胆结石或者胃病。

2.人的激素大量分泌、身体觉醒、体能工作等，主要是从早晨开始的，所谓"一日之计在于晨"，这个时候最好有一份优质的早餐，让你的身体得到能量和营养的补充，使工作和代谢都更高效。这样做对你的健康、精神状态和减肥等，都有很好的帮助。

3.有些人在生活中可能有一种感受，就是不吃早餐挺好，一吃早餐反而上午会昏昏欲睡，而且快到中午的时候容易出现低血糖。所以他们索性就不吃早餐了。其实这并不是吃早餐的问题，而是早餐品质的问题。

如前所述，如果你吃的是以糖油混合物为主的早餐，那么身体会快速吸收这些糖油混合物，转化为血液里的糖分。人在血糖快速升高的时候，就容易出现昏昏欲睡的状态。而糖油混合物是一个来去匆匆的家伙，它升高血糖的速度很快，并且血糖升高以后下降的速度也很快。人在血糖快速下降的时候，就容易出现乏力、头晕等低血糖症状。

所以，为了健康，也为了快速减肥，我们应该吃的是非糖油混合物的、不容易导致血糖水平忽上忽下的优质早餐。

这样的优质早餐怎么做？很简单，只需要包含以下几种重要的营养素。

1. 蛋白质：蛋白质是人体最重要的营养素，它有助于提高人体代谢效率，维持血糖稳定。

2. 纤维素：提供饱腹感，减缓糖分和脂肪在肠道的吸收。

3. 淀粉：提供糖分，给人提供足够的能量供应。

4. 优质脂肪：提供能量，帮助脂溶性维生素吸收。很多人减肥的时候害怕脂肪，其实大错特错，脂肪是提供饱腹感和促进排便反射的重要营养素，对人体健康和减肥都至关重要。

为什么这里提到了淀粉和脂肪，又把它们称为优质早餐的组成部分呢？原因就在于，淀粉和脂肪本身并没有错，错的是它们的搭配方式。当它们和蛋白质、纤维素搭配在一起的时候，它们的坏处会被抑制，而专注于发挥它们提供能量的好处。

上述四种营养素在现实生活中如何搭配呢？

1. 牛奶、无糖酸奶或无糖豆浆：这三样食物都含有丰富的蛋白质，它们本身所含有的脂肪为健康脂肪，适当摄入有益健康；每天早上一杯250 毫升的纯牛奶或者无糖豆浆、无糖酸奶，都是很好的选择。

这三种食物各有各的优缺点：牛奶方便、便宜，但是如果乳糖不耐受会导致拉肚子；无糖豆浆也方便、便宜，因为有无糖豆浆粉可以买来冲泡，但是不太好喝，而且有些尿酸高的人不能喝；无糖酸奶不会出现乳糖不耐受的问题，但是也不太好喝，而且需要放在冰箱里储存，对脾胃虚寒的人不太友好。

我个人认为，如果你没有严重的乳糖不耐受

或者痘痘肌，那么鲜牛奶应该是最优的选择。

至于牛奶阴寒不适宜中国人饮用的说法，没有太多中医学的根据，不值得参考。

2. 鸡蛋或鹌鹑蛋：这两种蛋是非常常见的优质蛋白质食物，而且也能够为人体提供优质的脂肪。很多人怕胆固醇高而不吃蛋黄，简直是暴殄天物。鸡蛋的营养主要在蛋黄中，而且蛋黄中富含卵磷脂等对抗高脂血症和动脉硬化的保护性营养素，完全不用担心因为吃蛋黄而导致高脂血症的问题。

那些说你血脂高不要吃蛋黄的医生，完全靠不住，估计他自己也是道听途说，没有认真思考。至于有些人说蛋黄性属阴寒不宜食用等，更是无稽之谈。

鸡蛋、鹌鹑蛋最好的吃法是水煮蛋；其次是蒸蛋或者荷包蛋；低温无油煎蛋也还可以；茶叶蛋也行。高油高温煎蛋或炸蛋就不太建议了。

3. 粗粮：粗粮是淀粉和膳食纤维的组合，这两者的组合，能够为人体提供足够的热量、丰富的微量元素，还有大量的膳食纤维。粗粮让你有很强的饱腹感，而且被吸收的速度慢，不容易导致血糖快速波动。

　　常见的粗粮有玉米、红薯、麦片、山药、南瓜、豌豆、藕等。水煮或用空气炸锅（无油）烤着吃都不错。

　　4. 蔬菜和水果：蔬菜和水果是水分、纤维素、维生素的组合，水果则多了一点儿果糖。所以建议适当多吃点儿蔬菜，而早餐吃不吃水果并不重要。

　　以上四样食物中，每样任选一个，就组成了对健康和减肥都很有益的优质早餐。你可以根据自己的口味来选择和搭配，尽量寻找到自己喜欢的几个组合。然后每天交替着吃，尽量不要长期完全相同。

　　最后，用四句话总结一下。

　　1. 如果你本来就长期习惯不吃早餐，可以不吃，但必须保证其余时间的饮食营养充足及丰富。

　　2. 吃高淀粉或者糖油混合物为主的早餐，还不如不吃。

　　3. 没有必要为了减肥而不吃早餐，合理安排三餐饮食，更符合现代生活节奏和多数人的身体规律。

4.吃优质的早餐，是健康和减肥的最佳选择。

果蔬汁减肥

促进人体排毒的是果蔬，不是果蔬汁

近年来，通过果蔬汁来减肥的方法似乎深受大家追捧。毕竟，果蔬汁既有水果又有蔬菜，听上去营养又健康。

我们也总能看到不少朋友拿着新鲜榨好的果蔬汁拍照打卡发朋友圈，用果蔬汁代替正常饮食来瘦身。

那么，果蔬汁真的可以减肥吗？

答案是不可以。

果蔬汁唯一的好处是让不喜欢吃蔬菜和水果的人把

它们"喝"进去。说白了，就是懒人行为。懒人怎么能减肥呢？

恰恰相反，大多数人都不应该喝果蔬汁。和新鲜蔬果相比，果蔬汁中多数的蔬果在经过压榨处理后，本身最重要的营养（维生素和膳食纤维）会流失。同时，果蔬汁可能会让你吃得更多。

举个简单的例子，吃橙子，你一口气一般也就是吃1～2个，但是喝橙汁，一次一杯没问题吧？可是一杯橙汁，需要5～6个橙子榨汁，热量一下就上来了。

当然，你也许会说："我喝的是果蔬汁，不是纯果汁。"道理是一样的，只是没有前面说的5～6倍这么夸张而已。

至于很多人说果蔬汁可以排毒，我想告诉他，排毒的是果蔬，不是果蔬汁。

新鲜果蔬需要多咀嚼才能吃进去，咀嚼的过程会连带促进肠道蠕动，比喝果蔬汁排毒的作用更强。

市面上还有一种果蔬汁减肥的方法，就是每周选择1～2天，当天只喝果蔬汁，不吃其他任何食物。这种减肥方法的本质是断食，果蔬汁减肥只是套上了个名头。这种果蔬汁断食，跟清水断食、牛奶断食等，其实没有太大的区别。

我个人建议，如果你要断食，最好选择轻断食，也就是断食当天摄入大约500千卡的食物，这样更加保险一点儿。而且，对于身体比较虚的人，断食容易导致气血亏损，元气不足。我建议适当使用一点儿中药或者食疗来保证元气。

最后，以下这几类人，可以考虑适当喝一些果蔬汁，来补充身体的维生素和纤维素。

牙口不好的人：辅食阶段的小朋友、完全嚼不动东西或没有牙的老年人。

肠胃不好的人：消化能力特别差、吃不下水果、食欲缺乏的人。

营养不良、低血糖的人。

甲状腺功能减退症瘦不下来

正常用药，维持甲状腺功能，一般不影响减肥

甲状腺功能减退症，相信很多人都听说过，也有一些人为此深感苦恼。

2017 年的数据显示，我国临床甲状腺功能减退症发病率是 1.1%，亚临床甲状腺功能减退症发病率是 13.7%。而女性群体的甲状腺功能减退症发病率是男性的 10 倍，差不多 10 个成年女性就有 1 个人患甲状腺功能减退症。

甲状腺功能减退症简称甲减。甲状腺的主要功能是分泌甲状腺素，甲状腺素是人体非常重要的激素，负责调控身体各组织的代谢，维持代谢率，对人体能量代谢起到至

关重要的作用。

正因为如此，很多得了甲减的人，就容易自暴自弃，觉得自己既然已经得甲减了，那么减肥无望，不如放弃，破罐子破摔。

然而，甲减患者瘦不下来只是一个谎言，真相是：只要正常用药，维持甲状腺功能正常，一般不影响减肥。

为什么我有信心这么说？是因为我帮助过许多甲减患者减肥。

前段时间我的个人工作室来了位阿姨，她本身患有甲减，每天服用两片左甲状腺素钠片，服药一段时间后复查，甲状腺功能基本可以维持在正常状态。之前她自己做运动，通过跑步、跳绳都没瘦。但是按照我的黄色食谱吃了20天，竟然瘦了！从68.9千克减到了66.4千克。

可见，得了甲减也不用太担心，只要用药物把甲状腺功能调整到正常状态，就可以跟普通人一样减肥。而你之所以瘦不下来，是因为你的减肥方法不对。找到正确的方法，甲减又能奈你何？

不过需要注意的是，甲减患者服用的左甲状腺素钠片，给身体补充甲状腺素，容易受到豆浆和乳制品干扰，所以这类食物需要隔段时间食用。

具体要间隔多长时间呢？不同医生有不同说法，1 小时、2 小时、4 小时……都有。

这样很多人就不知道药该怎么吃了。其实很简单的一个方法是把左甲状腺素钠片放在晚上去吃。这个方法我问过内分泌科的医生，他也认为是可行的，左甲状腺素钠片只要每天吃就行了，具体在哪个时间段并没有太大关系。

既然甲减这么讨厌，发病率也挺高，那么导致甲减的原因我希望大家有所了解。

　　1. 先天发育不良。甲状腺发育不良、甲状腺素合成酶及受体的缺乏均会导致甲减。
　　2. 医疗损伤。甲状腺功能亢进患者的碘 -131 治疗是造成甲减的原因之一，而且甲状腺功能亢

进的其他治疗方式（如手术）也可以导致甲减的
发生。

　　3. 自身免疫性疾病。如桥本甲状腺炎等。

　　4. 垂体疾病。

　　5. 过度节食减肥。

　　说了这么多原因，最重要的还是想提醒大家最后一条。
有些人为了追求快速减肥，过度节食，虐待自己，把自虐
当成自律，结果出现了乏力、怕冷、心情淡漠等症状，到
医院一检查，甲减了。

　　过度节食破坏了代谢，对减肥反而大大不利。

　　还是提醒大家，减肥一定不能操之过急，健康科学的
方法才是减肥的关键。有空的话，可以看看我那本《减脂
生活：基础代谢减肥法》。

清宿便减肥

清宿便并不能直接帮助减少身体中的脂肪

谎言总是戴着真相的面具招摇过市。

多数能够流传的谎言，总是有一定的道理，但是往往又充满片面性和迷惑性。比如，清宿便减肥。

通便的减肥效果似乎挺立竿见影的，毕竟不少朋友在吃了所谓能"清理肠道"的产品排便后，体重真的就减轻了。对于便秘的人来说，清空肠道里面的"陈年存货"，体重肯定是会下降的。

大便通畅，不仅有利于益生菌的增殖，还可以调节脾胃气机，脾胃调和后代谢自然就会更加高效。

但是，通便除了减少肠道的便便之外，并不能直接帮助减少身体中的脂肪。

我第一次听到"宿便"一词，还是在很多年前的电视广告上。那时各种清肠减肥茶卖得十分红火。据说便秘和减肥的人，喝了之后能"清宿便、排肠毒"。

很多人买回来坚持喝了一段时间，如愿看到掉秤的数字后欣喜不已，就真的以为自己是在健康排毒减肥。

殊不知，这些产品存在很多问题。

比如，很多清肠减肥产品中最常见的成分是容易造成依赖性便秘的比沙可啶、酚酞、蓖麻油等。

以上这些成分，可以临时应急，但长期使用不仅容易造成依赖性便秘，还会导致结直肠黑变病、菌群失调、肠道功能严重紊乱等。

所以说，大家还是不要轻信这些清宿便减肥产品了，花钱买这些产品都是交智商税。

那么，如何科学应对便秘呢?

对于便秘者来说，建议使用相对健康一点儿的药物，比如渗透性泻药。乳果糖是个不错的选择，它本身属于食物纤维素类泻药，是果糖和半乳糖的复合体，通过改变肠道的渗透压，使身体水分向肠道聚集，增加肠道内容物的体积，帮助排便。

还有一种润滑性泻药。大家最熟悉的就是开塞露了，将甘油制剂或者甘露醇制剂挤入肛门，起到润滑通便的作用。

还有人去做肠道水疗，其实就是灌肠，这也有膨胀通便的作用。

以上方法相对来说，是比较安全健康的。

都说"要治标，得先治本"。无论是排宿便、减肥，还是一些和便秘类似的慢性疾病，基础解决方案永远都是调整生活方式。如果你天天熬夜，喝水少，从不运动躺到老，不吃粗粮和蔬菜，辛辣煎炸天天搞，那你不便秘谁便秘？

只有改变自己的生活方式，才能真正地通宿便。因为这个世界上没有宿便，真正的宿便，是你不良的生活习惯。

减肥后要节食一辈子

减肥并不需要长久节食

减肥其实是件很困难的事。

很多人在体重减下来之后特别开心，于是逐渐恢复到"正常饮食"。结果发现，体重很快又会反弹。

这让他们非常绝望：难道减肥成功之后，要节食一辈子吗？

其实，这是对减肥的误会。首先，减肥并不是节食；其次，很多人是恢复"正常饮食"以后才胖的，问题有可能出在这个"正常饮食"上。

如果说，你的"正常饮食"就是你长胖时候的饮食，那么当时怎么吃胖的，现在就会怎么反弹。

因此，减肥成功以后，如何复食很关键。既无须继续严格控制，也不能"回到过去"。我们应该做的，是给自己安排好更加健康和美味的饮食。

具体怎么做呢？举个例子吧。

有一个美女，找我制定减肥方案，大概半年的时间，瘦了 25 千克，她送的锦旗还挂在我的诊室里。

在瘦下来之后，她问我："邱医生，我接下来是可以放飞自我呢，还是继续按照你的食谱饮食？"

我告诉她，放飞肯定是不能完全放飞的，但是可以在我的食谱基础上适当放飞。

具体的操作方法：三餐仍然按照我的食谱来执行，这样能够保证健康饮食的框架不受破坏。三餐之外，可以每天吃一点儿自己特别想吃的"美食"，无论是烧烤还是奶茶。但是必须注意，一定要少量，学会合理控制自己的欲望。

人生在世，不要做"美食"的傀儡，我们应该学会安排饮食，也就是管理自己。

所以，真正的管住嘴，并不是什么都不吃，也不是去压抑自己的欲望，而是合理地管理自己的饮食。明白哪些食物该吃，哪些不该吃。

减肥的本质并不是减重，甚至不是减脂，而是改变不健康的生活方式，成为更好的自己。

当你的生活方式越来越健康，对饮食和营养的把控越来越科学，减肥成功就是顺理成章的事情了。

而且，只有你真正学会管理饮食，了解食物的热量和营养，你才能更好地掌控自己的生活和未来，不要让自己的一辈子都沉浸在减肥的苦海里。你还有更重要的事情要做，你有更重要的人要关心，你有更重要的梦想要实现，不要让身上的肥肉成为你的绊脚石，你要战胜它们。

所以，在我的另一本书《减脂生活：基础代谢减肥法》里，我常常建议，减肥的人应该自己去计算食物的热量，了解食物的制作方法，了解每一种食物和佐料的营养素。这看似很麻烦的事情，其实花不了你太多的时间，一般 1～3 个月就能够弄得清清楚楚。跟一辈子和肥肉做斗争相比，两三个月的时间其实一点儿都不长。

基础代谢减肥法是真正健康科学的减肥方法，是教你学会管理饮食而不是被食物作弄的方法，是一个看似麻烦其实受用终身的方法。

使用基础代谢减肥法，搭配健康饮食食谱，不但能让你减肥成功，还可以增强你的体质，提高抵抗力，调节肠道菌群，真正改变你。

应用不健康的减肥方法减了一段时间以后，见到什么都想吃；健康的减肥方法持续一段时间以后，见到什么都不那么想吃。原因是不健康的减肥方法，过度压制了身体的需求，导致食欲在某个时间点暴增，再也难以抑制；而健康的减肥方法，在帮你减肥的同时，给你的身体补充营养，调节肠道菌群，如此一来，反而让你对以前爱吃的一些高热量的、不健康的食物"没有爱了"。

运动 40 分钟以上才会燃烧脂肪

每做一个动作，都会消耗脂肪和糖分

有人说跑步刚开始消耗的是糖分，40 分钟以后，糖分消耗完，才能消耗脂肪。所以减肥要运动 40 分钟以上才行。无论是对于运动来说，还是对于减肥来说，这都是一个大大的误解。

其实这种说法完全把人体机械化了。等于把人体当成油电两用的汽车——先把电用完，没电的时候再用油。但人体更像油电混动车，油和电是一起供能的，你每做一个动作，都会消耗脂肪，同时也会消耗糖分。只不过，运动的强度决定了是消耗脂肪更多，还是消耗糖分更多。

一般来说，运动的强度越大，消耗的糖分比例就越高，因为糖分转化的效率更高，所以常常用于支撑需要爆发力的活动。而在低强度的运动中，则更多地消耗脂肪来提供能量。所以对于想要减脂肪的人群，中低强度的有氧运动是最佳的选择，比如慢跑、游泳、单车、快步走等。

但是，相同重量下，脂肪提供的能量是糖分的 2.25 倍，所以，想要消耗更多的脂肪，你需要持续较长时间的运动，否则减脂的量达不到你自己的要求。

那么，具体应该运动多久呢？按照美国运动医学会的建议，每周运动 300 分钟，能够更好地帮助人去减脂。简单平均一下，选择每周 5 天、每天 1 个小时的中低强度运动是比较适合的。

当然，随着时间的推移，我建议你把运动的时间稍微拉长一些或者切换一下运动的方式。因为科学研究的数据显示，人在熟练掌握一项运动之后，做相同时长的运动，消耗的能量只有刚开始的 50%。也就是说，同样是慢跑 1 小时，你刚开始跑的时候，很累，每次能消耗 500 千卡的热量；半年以后，你熟练了，感觉跑 1 小时很轻松，而这时你只消耗了 250 千卡的热量。

熟练度是一方面，随着体重的下降，相同的运动，也会消耗更少的热量。所以减肥是行百里者半九十，越往后，速度越慢。

说回糖和脂肪消耗比例的问题，《运动生理学》这本书里，提到一个观点：

在运动的前 20 ～ 30 分钟，糖的供能占比更高；而在此之后，身体会消耗更多的脂肪来进行能量供应。

但无论是运动的前半段还是后半段，身体都会消耗脂肪。为了消耗更多的脂肪，你可以延长运动时间，但如果说运动 40 分钟以内是不消耗脂肪的，那就是瞎说了。

对于很多没有运动基础的人，一开始做太长时间的运动，可能会造成身体的不适应甚至因肌肉疲劳而受伤。那么这种情况下，完全可以逐步增加自己的运动强度和时间，没必要一开始就运动 40 分钟以上。

你放心，就算运动 10 分钟也会消耗脂肪。再说了，减肥本身也不是完全靠运动来实现的。按照前文中提及的原理，运动每天消耗的能量，最多不超过身体总消耗能量的 20%。

减肥更重要的是合理安排好自己的饮食营养结构，毕竟，让马跑的前提是给马吃草，运动的前提是身体有足够的营养。所以我通常会建议，减肥开始的前 1 个月，不运动，专注于饮食管理。

运动后吃东西会长胖

运动前后合理饮食不会长胖

很多人对运动是又爱又恨。爱是因为大家都在说，减肥必须运动，而且运动后确实出一身汗，很舒服；恨是因为运动后很容易肚子饿，胃口大开，吃了又怕长胖，非常纠结。

其实，大多数人对运动是存在不少误解的。关于运动能不能减肥，我前面的文章已经有所解释，简单来说，有以下几点：

1.运动对减肥起到辅助作用，即减肥并不一定需要运动，更关键的是靠饮食管理。

2. 运动可以帮助塑形，但是需要大量时间投入。

3. 同理，运动增肌也是一个困难且长期的过程。

每个人可以根据自己的情况来做选择。

那么，运动后能不能吃东西，吃东西会不会长胖，这取决于两件事情：

1. 你做的是什么运动。

2. 你吃的是什么东西。

如果你本身做的只是半小时左右的慢跑、游泳之类中低强度的运动，那么其实可以不吃东西。

如果你做的是力量训练，会消耗比较多的能量，那么运动的营养供给就比较讲究。

一般建议，在运动前 1 个小时，你就需要补充带有糖分（通常是复合碳水化合物）的食物，比如粗粮面包等，增加血液中的糖分，提高运动的耐力。

同时，在运动后，也需要注意补充碳水化合物（豆类、谷类食物），水分（清水或运动饮料），钾、钙等微量元素（香蕉、橙子、西红柿等蔬果），蛋白质（鸡蛋白、蛋白粉）等，帮助肌肉恢复和再生长，缓解身体的疲劳。

需要注意的是，如果你是以减肥为目的，那么这些补充的饮食，要从你的正餐中扣除。也就是说，按照基础代谢减肥法，无论你是否运动、做什么运动，都应该保持每天的能量摄入等于你的基础代谢，只是调整进食的时间，总热量是不变的。

如同我上一段所说的，运动后的进食是有选择的，而非想吃啥就吃啥，否则运动对于减肥的价值就大大降低了，只能当作锻炼身体。

运动后绝对要禁止食用高油、高糖的食物（如饼干、煎饼、烤肉、蛋糕等），高油、高糖饮食只会让你变胖，而且也不利于运动后的休息。

如果你是以增肌为目标，那么除了抗阻力运动之外，需要适当提高蛋白质在饮食中的占比，同时降低脂肪的比例。这种饮食模式就是通常所说的刷脂饮食——"低脂肪 + 高蛋白 + 优质碳水化合物"的组合。

当然，必须注意的是，运动后的休息非常重要。因为人的运动节奏一般是：训练—营养补充—休息—恢复。休息会直接影响到你的恢复和下一次的运动。如果长期处于运动后休息不好的状态，那么你的运动就无法坚持，甚至身体功能也会遭到破坏。

我的个人工作室接待过一名男子，他某段时间沉迷健身，每天运动数小时，有时候甚至运动到半夜。持续一段时间以后，他发现自己患上了严重的失眠症，而且身体变得非常虚弱和疲倦。

在我的建议下，他减少了运动，同时我用中药为他调理数次，他才恢复了睡眠，身体的疲倦感也逐渐消失。

因此，我强烈建议各位，无论是减肥还是塑形，一定要重视睡眠。人类有 1/3 的时间在睡觉，睡眠可以说是最重要的事情之一，如果你的运动计划会影响到你的睡眠，那么我建议你改变它，甚至取消它。

32

不饿不能吃饭，想吃什么
说明身体需要什么

人只要活着，就需要消耗能量和营养

很多人在接触了我的基础代谢减肥法（详情请参考拙作《减脂生活：基础代谢减肥法》）以后，感到非常疑惑，因为他们按照我的要求和食谱来减肥以后，发现反而比以前吃得更多了。他们担心这样吃会长胖，甚至他们的家人也会感到疑惑：这到底是在减肥还是在增肥？

我问他们："那你照着执行以后，到底是瘦了还是胖了？"他们都说："体重确实下降了。"

我说："那你还担心什么？"有的人说："我以前减肥，人家都说，肚子不饿的时候不能吃东西，因为身体不需要。"

我说："这种说法完全是无稽之谈。"

首先，人只要活着，就需要消耗能量和营养，不存在不需要营养的时候，那要是你肚子一天都不饿，说明你这一天都不需要营养吗？这显然是不可能的。

其次，人是否需要营养，不是通过肚子饿不饿来判断的。也可能是通过口渴、头晕、乏力、想睡觉等来表现的。

最后，一个人如果经常没有饥饿感，要么他经常吃撑，要么就是他的脾胃有问题，不能够很好地消化和代谢食物，这样的人减肥效率是非常低下的。

那么，我们进一步思考一下，为什么脾胃会出问题呢？

很有可能是经常不饿就不吃，饿了就大吃，这种不规律的进食节奏，导致脾胃受到损害。

民间常说，胃是靠养的，养胃的核心方法就是规律饮食。

"不饿就不能吃饭"，这是一种误解，还有另外一个类似的误解，是"你想吃什么，说明身体需要什么"，这也是一个很荒诞的说法。难道我想吃薯条、喝可乐，是因为我身体需要吗？不是，有可能是因为我嘴馋。我每天都想喝奶茶，是因为我身体需要奶茶吗？不是，有可能是因为我糖上瘾了。

健康的饮食，应该是了解自己身体需要的营养，然后按时把它们吃进去，来维持身体的正常运转。

从这个角度来说，我们可以回答一个哲学问题。也就是人吃饭是为了活着，而并非人活着是为了吃饭。这个因果关系是不能错的。

人吃饭是为了活着，说明人为了维持健康的身体，需要正确地摄入营养。人活着是为了吃饭，那么人就会成为美食的傀儡，觉得离开美食活着就没有意义，这是错误的。

所以，如果你是为了减肥，为了健康地减肥，就应该规划好自己的一日三餐。

按照中国居民平衡膳食宝塔的要求或者参考我附录中的健康减肥食谱，明确一日三餐的饮食结构，让自己的饮食更加均衡，让自己的身体更加健康。

如果你长期没有饥饿感，那么你就需要调理一下脾胃。

我的个人工作室前段时间接诊过一个女患者。她问我，她吃得很少，也不饿，也不瘦，这是怎么回事？我了解了一下她的饮食，确实吃得很少，那怎么就不瘦呢？

经过详细的问诊，我明白了，她的脾胃功能有很大的问题，消化代谢能力下降，稍微吃多一点儿就胃胀甚至胃痛。

所以我开了中药给她调理脾胃，增强运化功能，两周以后，她告诉我：有饥饿感了，而且吃东西也不容易胃胀、胃痛了，体重也减了 1.5 千克。

　　这个案例告诉我们：饥饿感是脾胃健康的标志，长期没有饥饿感的人，应该调理脾胃，把脾胃调理好了既能减肥，也能更健康。

减肥失败是毅力差

减肥失败不是毅力问题，而是方法不合理

相信很多人都有减肥失败的经历。

很多人在刚开始减肥的时候，热火朝天，意志坚定。可是没减多久，就开始打退堂鼓，最后不了了之。每次回忆起来，总是说："唉，我那次要是毅力再强一点儿，就成功了呀！"

所以很多人把自己减肥失败的原因归结为毅力差，并且相信，等自己毅力不差的时候再减肥，一定会成功。

可是，你有没有想过，为什么你每次减肥都是输在毅力差上呢？如果你总是毅力差，是不是这辈子就无法减肥成功了？我觉得并非如此。

想解决这个问题，你必须要搞清楚：让你从热火朝天变得毅力差的，究竟是什么原因？

比如我的个人工作室曾经接待过一个这样的求助者。她的经历跟我们前面描述的非常像，感觉总是差那么一点点，减肥就能成功了。我问她："你用的是什么方法？"

她用的具体方法我就不说了，总之是过度节食的方法。我告诉她："其实你毅力差，并不是你本身的问题，而是方法的问题。因为你使用的减肥方法属于过度节食，刚开始减得比较快，给你的动力足，所以你会信心十足。但是随着时间的推进，减肥的速度开始变慢，你的身体也因为节食而变虚，那么自然而然毅力就会变差。所以，减肥失败不是因为你的毅力差，而是因为方法不合理。"

其实像这种情况，毅力差反而是好事。因为在过度节食的路上，坚持得越久，代谢被破坏得就越惨，身体也会越虚。

节食的方法在市面上非常常见。把自虐当成自律，把减肥当成一锤子买卖，都是不理性、不正确的减肥方法，这样的方法几乎是注定失败的，而且还会让人觉得不是方法的问题，是毅力不行。

当然，还有一些人，他的毅力差，确实是他自己的问题，原因可能是身体太虚了。

中医认为，气满不思食。如果你身体的正气是充足的，那么你就不会太过依赖食物，在减肥过程中你的毅力也会很强。

我见过很多脾虚或气虚的人，在减肥的过程中，哪怕使用的是正确的方法，他们也坚持不了太久，这确实是体质的问题，需要通过食疗或者药物疗法去解决。

总体来说，多数的减肥失败，并不是毅力问题，而是方法问题。真正科学有效的减肥方法，是不需要靠毅力去支撑的。

但在开始一次认真严肃的减肥之前，你需要做如下的准备：

1. 明确自己减肥的目的。你要知道自己是为了健康而减肥，还是一时心血来潮，抑或是受到某些言语刺激才决定要减肥。我希望你不要因为赌气而减肥，而是真正为了身体健康，为了从内到外的美丽去减肥。

2. 既然你明确是为了健康而减肥，那么就要进一步明白：健康的减肥，必然不能是快速的。因为体重的快速下降对身体反而是有害的。所以你要打定主意，不要追求过快的速度，而是更多地去改变自己的饮食习惯，去除不健康的成分，构建健康的饮食模式。

3. 你要选择正确的减肥方法。如果你选择执行我的基础代谢减肥法，那么就不要光靠毅力去控制自己想吃垃圾食品的欲望。你需要做的是和垃圾食品做朋友，了解它们、战胜它们。因为在基础代谢减肥法的逻辑里，只要你一天吃的热量等于基础代谢，我并不严苛地限制你吃什么。所以如果你想喝可乐、吃鸡翅，也没问题，请了解和计算它们的热量，不要超标就可以了。

当然，我还是希望你尽量吃得健康一点儿，不要太过放肆——因为过多的垃圾食品会吞噬你的内心。

　　4. 如果你本身是一个脾虚或气虚的人，容易感觉到疲倦乏力、昏沉欲睡、肚子胀、消化差等，那么你应该在减肥之前或者在减肥的同时，找中医调理一下脾胃，或者使用一些食疗的方法，在健脾胃、提高代谢的同时，让自己"气满不思食"，才不会那么容易放弃。

　　推荐一个常规的健脾胃、补气的食疗方法，就是黄芪四神汤。在传统四神汤的基础上，加黄芪 10 克，煮水喝。如果湿气重的话，可以加一份祛湿茶，一起煮 30 分钟以上，当成日常饮用水来饮用。随着时间的推移，你会发现，身体变得越来越舒适，越来越轻松，你甚至会感觉，其实你并不是在坚持减肥，而是在过一种会让自己更舒服的生活，你不需要用毅力去支持，顺其自然就可以更美好。

塑身衣减肥

穿塑身衣跟虐待自己没有什么差别

我的个人工作室接待了全球多地各种各样的减肥者，他们中很多人为了减肥花费巨大，甚至有人每年为减肥投入十多万元。

有一次，一个40岁左右的阿姐跟我吐槽："邱医生，我这辈子走过最远的路，就是减肥的套路。"

各种各样的减肥方法和套餐，她几乎都用过。有一次她看到朋友圈里的微商说，他们开发的高科技塑身衣，不仅可以帮助减肥，还能改变脂肪的分布，让脂肪去到该去的地方。哇！她心动了！又能减肥，又能塑形，还不用运动，不用控制饮食，简直美翻了。

结果是意料之内的，根本没有效果。而且因为那个塑身衣勒得很紧，她经常胸闷气短，有时候稍微吃点儿东西就想呕吐——果然不用控制饮食，因为根本吃不下去。

我说，你走过的套路多，不能怪别人，只能怪你自己。就是因为你自己天天做梦，想不用管住嘴就能瘦下来。有这种非分之想，自然就容易被别人收了智商税。

塑身衣这种东西，跟虐待自己没有什么差别。穿塑身衣的人，勒得越紧，其骨骼和内脏受到的挤压就越明显（如图1）。

至于塑身衣改变脂肪的分布更是天方夜谭。人体的脂肪分布有其自身的规律，大部分受基因影响，外物的挤压根本不可能让它们改变分布位置。

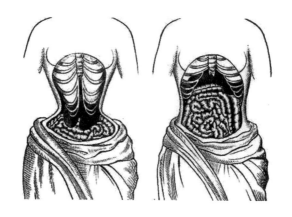

图1　受到挤压的内脏和正常内脏对比

有些人喜欢用塑身衣给自己勒出胃变小、不想吃饭的感觉。这又是何苦呢？

你真正应该做的是科学管理饮食，通过调整饮食结构，完全可以起到"吃饱了就能减肥"的效果，根本没有必要那样虐待自己。虐待自己，不能证明你的努力，恰恰说明了你的懒惰和愚蠢。

自己偷懒，不愿意通过健康饮食来减肥，反而总是期待所谓的高科技来帮你完成梦想。希望这样的人能早日醒悟，不要成为别人反复收割的"韭菜"。

35

减肥必须喝热水，喝凉水会凝固脂肪

> 水的温度和减肥没有直接的关系

如今用手机的人越来越多，谣言满天飞也就成为日常。比如前段时间我看到一些说法，说减肥必须喝热水。而且要小口小口频喝，不能喝太快，喝快了走肾，直接排掉了；喝慢点儿走肠道，才会被身体吸收。身上的脂肪遇热则化，所以一定要喝热水。体温升高1℃，代谢率提高8%～12%。

我的天啊，看得我都震惊了。这些话，对于没有医学常识的人来说，看上去很有道理啊！那么我今天就一句一句来分析给大家听。

1. "减肥要小口喝热水，喝快了走肾。"对于胃不好的人，喝热水是挺好的，至少不会让凉水、冰水刺激到胃。但是喝快了走肾就很神奇了。要知道，人喝的所有水分，除了少量走毛孔（出汗），部分走大肠（排便）以外，大部分的水分都是要走肾的。这个跟喝快喝慢没关系，跟喝冷喝热也没关系，人体的正常运转就是这样的。

2. "喝慢点儿走肠道，会被身体吸收，身上的脂肪遇热则化。"水喝进去，肯定会被人体吸收，跟喝快喝慢是没关系的。很多人可能觉得自己一喝水就要上厕所，是因为喝的水没有被身体吸收，直接排掉了。不对！你喝水以后，身体感应到体内水分增多，会增加心脏的负担，那么就会引起排尿反射，通过尿液排出水分。你排出去的尿，不是10分钟前喝进去的水。想证明"身上的脂肪遇热则化"这句话是真是假，其实很简单，你去买一块板油，放到100℃的水里看看，脂肪根本不会在水里溶化。再说了，要真的会遇热则化，那么最先溶化的应该是你嘴唇的脂肪，你看过人喝热水喝到嘴唇变薄的吗？

3. "体温升高1℃，代谢率提高8% ～ 12%。"

这句话是对的。但问题是，喝热水是不可能提高体温的啊！这是什么天方夜谭，要是喝热水能提高体温，那我喝一大杯热水，还得发个烧吗？发烧的时候，人的代谢率确实会提高。怎么？想通过发烧来减肥？这也属于奇思妙想了！

最后总结一下。喝热水是好事，我也建议大家多喝热水。但是喝水的温度和减肥没有直接的关系，喝冰水也不会凝固脂肪。你看国外很多人天天喝冰水，不是照样很瘦吗？反而是喝水的多少跟减肥有关。

因为人在缺水的时候，很容易造成代谢率下降。而且，人的大脑有时候分不清楚口渴和饥饿，你多喝水，不口渴了，也就不容易感到饥饿了。

多喝水，少喝饮料，那就更能帮助减肥了。

瘦身霜减肥

瘦身霜不会让脂肪燃烧

减肥的方法五花八门。2 年前有人找我，让我帮他卖一款瘦身霜，利润丰厚。

我说，我自己都不相信瘦身霜能减肥，怎么能帮你卖呢?那人说，我们这个产品是有认证的。我说，有认证我也不信。

瘦身霜减肥，对我来说，无异于交智商税。往皮肤上抹一抹乳液，不用管住嘴、迈开腿，就能减肥，这只存在于想象里。

要知道瘦身霜的主要成分一般是辣椒素、薄荷、咖啡因等，这些东西外用根本没有减肥的作用。只不过辣椒素抹在皮肤上的时候，会有火辣辣的刺激感，被商家描述为"脂肪燃烧"。其实就是虚假宣传，因为脂肪燃烧的时候，你根本不会有感觉。

而且瘦身霜的这些成分，都无法作用到皮下脂肪，更别妄想去减内脏脂肪了，最多也就是帮你表皮脱一下水，而且作用非常有限。

它唯一可能起的作用，是通过刺激皮肤，改善微小循环，稍微减轻一下局部的水肿。当然也有人的皮肤比较敏感，受到刺激以后反而出现皮肤肿胀，结果适得其反。

我有个朋友在宁波制衣行业深耕多年，他问我："新出了一款瘦身内衣，你要不要拿点儿货卖一下？"我说："哪来什么瘦身内衣，你们又玩什么'黑科技'？"

他说："也没什么，衣服上搞点儿辣椒素而已。"我说："这样也行？"他说："不管你卖不卖，都会有人买。"我说："让别人卖去吧，我不干这个事。"

其实这是一个很简单直白的道理，自己不付出努力就想要瘦身减肥，这是不可能的。这个世界上正是因为有太多想要不劳而获的人，智商税和谎言才会大行其道。

如果你懂得了减肥就是能量消耗大于能量摄入这么简单的事情，你就知道，瘦身衣和瘦身霜是不可能帮助减肥的。

以前我工作室有一个粉丝找我，给我说了她减肥的辛酸经历：花了4万元在小区减肥店买各种减肥包、瘦身霜、减肥内衣，一点没瘦。结果被老公知道以后，大吵一架，气得3天没吃饭，瘦了2千克。

当你把减肥的希望寄托在一些虚无缥缈的事情上时，你就容易掉进别人设置好的陷阱。世界上真正能够减肥成功的人不到20%，你对减肥的理论、食物的热量、营养的搭配等一无所知，减肥当然不会成功。

减肥最好的方法，就是科学管理饮食，规律睡眠，适当运动。有一句话说得好："你赚不到认知之外的钱。"套用一下就是："你减不了认知之外的肥。"

甩脂机甩掉脂肪

甩脂机的振动会损伤内脏和骨骼

我在电视里见过甩脂机减肥的广告；在逛超市时也见到过店员介绍甩脂机；在考察美容院时还看过很多美容院的会员在用甩脂机。

商家所介绍的原理非常高大上，总结一下就是甩脂机采用正反平衡旋转原理，低频振动，通过向前、后、左、右、上、下的甩脂运动，使脂肪在体内形成向上的涡流，不断地刺激淋巴结，再通过加快肠胃蠕动，排出体外。同时不停地抖动脂肪，可以起到燃烧脂肪的效果，因此每天只需十来分钟，就能轻松减肥。

外行人听了以后，会觉得非常神奇，好像甩脂机减脂肪就像甩干机甩衣服那么简单。然而事实上，这是不可能的。

首先，很多内科和骨科专家都说过，甩脂机的振动不仅不能甩掉脂肪，还会对内脏和骨骼形成冲击，造成破坏。还有不少人在使用甩脂机的过程中，出现肌肉拉伤。

其次，甩脂机这种幅度的甩动，不可能形成涡流，否则的话，你的血液也会形成涡流，向上冲击，使血管爆裂。

再次，脂肪的正常分解代谢，根本不是通过淋巴结，再由肠道蠕动排出体外，这太想当然了。大多数人的粪便中脂肪含量很少，只有在一些胰腺疾病（如胰腺炎、胰腺癌、自身免疫性胰腺疾病等）出现时，脂肪酶分泌减少，身体吸收脂肪减少，脂肪才会从粪便中排出。而且这个过程排出的是食物中的脂肪，并不是身体内原有的脂肪。

最后，有些人还会嘴硬，说："那我在甩脂机里被动运动，不也会消耗脂肪吗？"太天真了，你主动运动1个小时，都消耗不了多少热量，还能指望被动运动帮你减脂吗？

所以我经常说，你减不了认知以外的肥，想减肥，必须去学习一些正经的减肥知识，否则很容易被骗。

那么，脂肪到底是如何分解代谢的呢？

简单地给大家介绍一下脂肪代谢的过程。

首先，最重要的前提是要存在能量缺口，就是你的能量摄入小于能量消耗，这是所有减肥的前提。很简单的道理，脂肪好比你银行的存款，如果你每天收入的工资（摄入的能量）跟需要花出去的钱（消耗的能量）是差不多持平的，那么你不会动用银行的存款。只有你真的缺钱了，银行的存款才会进入使用状态。

其次，脂肪通过水解动员成为游离脂肪酸。这个过程是建立在能量缺口的基础上的，只要有能量缺口，就会有大量的脂肪动员，成为游离脂肪酸，进入血液，随时等待被消耗以提供能量。不过，这一步其实并不是最关键的，因为人体内有相当一部分游离脂肪酸，不管能量缺口是否出现，它都一直存在。它就好像预备役或者就像银行里的活期存款，随时等待被你使用。

最后，游离脂肪酸要进入线粒体里面燃烧供能，这个过程中生成水和二氧化碳，排出体外，脂肪分解就完成了。这一步也非常关键，因为你要想减肥，就要把这一块的效率提高。游离脂肪酸进入线粒体这个过程，分为以下两种情况：短链的脂肪酸，可以自由进入线粒体，不需要太多条件；而中长链的脂肪酸要进入线粒体，就需要一定的转运体。这个转运体有很多种，其中一种就是左旋肉碱，它可以帮助人体加速中长链脂肪酸的转运。所以之前很多人通过吃左旋肉碱来帮助减肥，有用，但作用不大。因为口服左旋肉碱的吸收率非常低，不到10%——也只能说是聊胜于无了。

在这里我也提醒大家要吃够肉类。为什么？因为左旋肉碱在肉类里面含量比较高。以前我在医院住院部工作的时候，是通过注射左旋肉碱来帮助别人减肥的，效率会高很多，吸收率在90%以上，毕竟直接打进血管里了。但是减肥是一个长期的过程，不能天天靠打针来减肥。

所以，想减肥，其实最关键的是第一步：保证始终存在能量缺口，不能经常偷吃，要始终让你的能量摄入小于能量消耗。剩余两步人为提高的空间不太大，更不可能通过甩脂机来实现。

汗蒸减肥

靠汗蒸提高的代谢率非常有限

很多人分不清楚减肥和减重。大多数人在减肥的时候，总是盯着自己的体重看。这样的减肥理念太过于低级，因此也决定了方法不当。汗蒸减肥就是其中之一。

不可否认，汗蒸是一种不错的养生方式。通过有规律的汗蒸，可以改善你的血液循环，适当出汗也有益于身体健康，让身体得到放松。同时，在汗蒸的过程中，大量温热的水蒸气从鼻腔、口腔进入，对呼吸系统有不错的修复作用，能够减少炎症的发作，帮助分泌物排出。

荷兰有科学家研究指出，定期的荷兰浴有助于减少老年人呼吸系统疾病的发作。荷兰浴就是桑拿浴，也就是汗蒸。

当然，汗蒸的时候需要注意：第一，不能出汗太多，出汗太多会导致血容量下降，同时汗蒸时水汽太大，影响大脑供氧，可能会导致晕倒甚至严重的心脑血管疾病；第二，注意不要被人当成"韭菜"收割了，汗蒸对身体有好处，不代表汗蒸可以减肥。

很多人说汗蒸减肥的原理是消除水肿，提高代谢，帮助身体排毒。那么我们一点一点地来剖析一下。

第一，通过汗蒸出汗，确实有助于消除水肿。但是消除水肿只是一时的，水肿的根本原因并没有得到改变。消除水肿，减掉的是水分，和减肥、减脂肪无关。所以我开篇就说了，减肥不能只看体重。

有人说汗蒸出汗，可以祛湿，实际上并非如此。中医认为，如果通过汗蒸出一点点汗，那么确实有祛湿的作用，但是汗蒸的时候往往是大汗淋漓，此时不但不能祛湿，过度汗蒸还可能伤身。

第二，在汗蒸的时候，人的体温会升高，代谢率也就随之升高，这是真的。但是它的作用其实非常有限，我可以用一道数学题来告诉你原因。

一般女性一天的基础代谢大约是 1200 千卡，每小时的基础代谢是 50 千卡（1200÷24）。人体体温每升高 1℃，基础代谢提高大约 10%，也就是说，汗蒸 1 个小时，基础代谢提高 50 千卡 ×10%=5 千卡。5 千卡能起到什么作用，你可能不太了解。我告诉你，你身上的脂肪，50 克的热量大约是 400 千卡，也就是说，你汗蒸 80 个小时，提高的代谢能消耗 50 克脂肪。就算你汗蒸的时候体温可以提高 3℃，那也就是 50 千卡 ×30%=15 千卡，照样起不到什么作用。

第三，出汗就是出汗，别老说排毒，再说排毒也不等于减肥。难不成你身体里有那么多毒素？不太可能吧。

所以，总结一下，汗蒸是一种不错的养生方式，尤其是对于一些怕冷的、呼吸系统有疾病的、经常抽烟的人，时不时蒸一下，确实对健康有帮助。但是也不要太频繁，不要出太多汗，每周蒸 1 ~ 2 次，每次 10 ~ 15 分钟就差不多了。

至于减肥嘛，还是得靠科学的饮食管理。

水煮菜减肥

减肥并不一定要吃水煮菜

网上有很多流行的减肥方法，甚至很多大明星、大导演都在推广。比如大白菜减肥法、娃娃菜减肥法、黄瓜鸡蛋减肥法等，这些方法共同的特点就是叫你吃水煮菜，吃到饱也能瘦。

这些方法之所以吸引人，一方面是因为能快速减重，另一方面可能是因为能吃饱。很多人会把自己减肥失败的原因归结于太饿了，扛不住。所以看到这样可以吃饱的减肥方法，就会心动。

其实，减肥和饿肚子本来就没有必然的联系。如果你真的靠扛饿去减肥，这个方法肯定有问题。反过来说，不饿，也不代表减肥不能成功。

因为真正科学的减肥，不是看你的胃饿不饿，而是看你的身体饿不饿。胃饿不饿，只是一种感觉；身体饿不饿，则是要看你的营养和热量供应是否满足身体的需求。天天吃大白菜能满足身体的营养需求吗？很显然是不可能的。

另外，很多人对减肥的认识始终停留在减体重的阶段。其实减体重很简单，因为人体 70% 是水分，你只要随便给身体脱水，就能减体重了。

所谓的大白菜减肥法，减的主要就是水分。当然，还有一些脱水的减肥方法，比如让你敷肚子，同时一天只让你喝 500 毫升以内的水。所以这样做最开始减肥速度会很快，后面可能就减不下去了，因为脱水会让身体的代谢率下降，使真正减脂肪的效率变得低下。推广这种脱水减肥方法的人，跟谋财害命没有什么区别。

现在有太多人把减肥当成是一锤子买卖。心里总是想着，我只要减 2.5 千克就好了。于是，听到某些方法 7 天减

2.5 千克，就赶紧开始执行。

且不说你能不能做到 7 天减 2.5 千克，就算你减下去了，这 2.5 千克也会很快反弹，根本没有什么意义。反而因为"快速减肥＋快速反弹"，身体的代谢节奏被破坏，身体的抵抗力也会变差，开始变得怕冷，变得虚弱，最终使减肥变得越来越难。

当然，还有一些人，不相信那些所谓的大白菜减肥法，也知道减肥应该要注意身体的营养均衡。但是心里总觉得，脂肪容易让人变胖，油的热量很高，所以减肥最好只吃水煮菜，油吃少了，减肥就更容易了。

看上去是有道理的，但是这些人可能患上了脂肪恐惧症，以为吃进去的油很快就会变成身体里的脂肪。

其实并非如此，身体储存脂肪的前提是你摄入的热量大于你消耗的热量，那么这些多余的热量就会被转化为脂肪储存。

因此，减肥并不一定要吃水煮菜。不要过分害怕油和脂肪，要知道脂肪是人体的三大营养素之一，对人体也是非常重要的。脂肪提供给我们足够的饱腹感，帮助人体吸收脂溶性维生素，给予肠道足够的排便反射，对于维持身体正常运动非常重要。

因此，该吃的油还是要吃，但是注意控制好总量。比如，做一顿饭，平均每个人的用油量不要超过1调羹（10克）。

减肥不能吃蛋黄

减肥一定要吃蛋黄

众所周知，减肥要补充蛋白质。补充蛋白质最好的食物就是鸡蛋。

但是又有很多人开始纠结，能不能吃蛋黄呢？我给大家一个答案：不但能吃蛋黄，而且一定要吃蛋黄，还能吃煎蛋。

为什么这么说呢？

第一，蛋黄里蛋白质含量更高。很多人觉得奇怪，蛋白质不是应该在蛋白里吗？

确实，蛋白（蛋清）的主要成分就是蛋白质和水分，但是由于蛋白的水分比例很高，实际上蛋白质含量并不多。而蛋黄里面却含有大量的蛋白质，对补充营养、提高代谢很有作用。

第二，蛋黄是最有营养的食物之一。我们常常说，鸡蛋是最有营养的食物，性价比最高，而鸡蛋主要的营养素就是在蛋黄里。

1. 蛋黄含有丰富的不饱和脂肪酸，能够保护心脑血管。

2. 蛋黄含有丰富的叶黄素等，有益于视力。

3. 蛋黄含有丰富的卵磷脂（卵黄素），健脑益智。

4. 蛋黄含有多种丰富的维生素和矿物质。

所以吃鸡蛋不吃蛋黄是极大的浪费。

而且，减肥是减热量，不是减营养，蛋黄属于高营养密度的食物，对于维持减肥期间的营养供应非常重要，让你不至于减到面黄肌瘦、皮肤粗糙。

第三，蛋黄不会导致血脂高。

很多人因为担心蛋黄里的胆固醇高而不吃蛋黄，实际上蛋黄里虽然含有胆固醇，但是同时含有卵磷脂，卵磷脂可以让胆固醇颗粒细化，反而有降低胆固醇和对抗动脉硬化的作用。

所以，我从来没有担心过蛋黄里的胆固醇，即使是有冠状动脉粥样硬化性心脏病（简称冠心病）的患者，我也建议每天吃一个蛋黄。因为相比于蛋黄的强大营养供应，一点点胆固醇根本坏不了事。而且，胆固醇本身并不是坏的东西，人体的很多功能都需要胆固醇的辅助来实现，比如构建细胞膜、合成激素等。

我们更需要注意的是少吃煎炸食物、加工食品里的油脂，而非不吃蛋黄。我从来没有看过哪个人是吃蛋黄吃到胆固醇高的。

第四，减肥的时候甚至可以吃煎蛋。

从营养吸收的角度来说，水煮蛋是营养保留最全面的，也是营养吸收度很高（超过 95%）的一种鸡蛋吃法。但是，如果你确实不喜欢吃水煮蛋或者你吃水煮蛋都吃腻了，那就可以试一试煎蛋。

一定要注意，是使用不粘锅来做的少油或者无油煎蛋，而不是外面餐馆里的"炸蛋"，放太多油的话，就会导致油脂含量超标了。

无油或少油煎蛋，在追求更好的口感的同时，营养虽然受到一定的破坏，但是破坏程度并不太高，仍然是营养价值非常高的食物。

当然，你也可以考虑做成水蒸蛋或者荷包蛋等，都是不错的做法。

第五，每天鸡蛋的最佳摄入量是一个半。

国外有一份研究报告，认为每人每天"一个全蛋＋一个蛋白"是最佳摄入量——和我的蓝色食谱不谋而合。

当然，还要看个体差异，对于普通人来说，一个全蛋加一个蛋白确实是很好的搭配。但是如果你的体重超过 90 千克，你每天吃 2 个鸡蛋也是可以的。

第六，高蛋白食物互换原则。

有些人是吃蛋奶素食的，有些人是喝不了牛奶的，那么这些人势必要增加鸡蛋的摄入量，来保证蛋白质供应。

其实很简单，我们有一个高蛋白食物互换原则。一个鸡蛋对换一杯牛奶；两个鸡蛋对换一份肉类（120 ～ 150 克）；一个鸡蛋对换一份豆腐。

如果你不喝牛奶，那么你可以早餐吃两个鸡蛋；如果你不吃肉，那么午餐就可以煮两个鸡蛋来代替肉类。

暴汗服、保鲜膜减肥

暴汗服、保鲜膜对减肥的帮助约等于无

有一天，我坐电梯回家时，看到电梯里有暴汗服的广告。我很震惊！

这种暴汗服，随便一套就要大几百元。仔细看材质，其实就是一件密封性好的、不透风的衣服，跟我们以前下雨天穿的雨衣差不多。但是因为价格贵，勤俭持家的小姐姐们可能颇有微词，于是开动脑筋，又发明了保鲜膜减肥法。同样是把身体包住，不透风，这一下就省了几百块。

暴汗服、保鲜膜对减肥的帮助约等于无。具体的原理，我们在前文中其实也都提到了。

1. 减肥不是减重，暴汗服减的是水分，而不是脂肪。

2. 穿着暴汗服会导致体温升高（因为散热受阻），代谢率上升，但是这上升的一点点代谢率对减肥意义很小。

3. 出汗多少不等于运动效率高低，暴汗服并不能起到提高运动效率的作用。

当然，卖暴汗服的商家并不这么认为，他们会说："很多明星和运动员都穿暴汗服。"

明星穿暴汗服，不代表暴汗服就是好的。至于很多运动员都穿暴汗服——拜托！运动员是什么身体素质？普通人是什么身体素质？而且，运动员穿暴汗服是为了减脂瘦身吗？当然不是。他们是为了训练自己在极端身体状态下的运动能力。换句话说，穿着暴汗服运动，可能会让你处于极端的身体状态。

有人还说，美国运动委员会曾经组织 14 名运动员进行对照训练试验，试验证明穿暴汗服运动没有不适反应，而且脂肪燃烧效率提高了 13%。还是那句话，专业运动员没有不适反应，不代表普通人不会有不适反应。因为普通人的身体素质跟运动员没法比。

至于脂肪燃烧效率提高了 13%，我认为是错误解读，应该是基础代谢率提高了 13%。在前文中我已经分析过了，1 个小时的基础代谢率提高 13%，对减肥的意义约等于无。

那么穿暴汗服运动有什么负面作用呢？

首先，暴汗意味着大量水分快速流失，会让普通人快速丧失运动能力，直接导致运动效率下降。

其次，暴汗意味着身体的电解质跟随水分逃离身体，很容易造成水、电解质紊乱，出现疲倦、身体虚脱、中暑等反应，极端情况下，可能会出现非常危险的热射病。

最后，暴汗服让皮肤处于潮热、高热的状态，对于皮肤敏感的人，会出现过敏、皮疹等反应，时间长了，会破坏皮肤屏障，造成抵抗力下降、皮肤状态恶化等。

所以，我个人的建议是，普通人、运动健身小白不要穿暴汗服运动。

运动不出汗，减肥没效果

运动出汗的多少和减肥的效果没关系

有一段时间，很多明星、网红都喜欢集中干一件事，就是到健身房，拍一张满头大汗的照片，然后发出来给大家看。可能还会附一句话：今天又消耗了多少卡路里，或者说自律让我美丽，等等。

这就给大家带来两个观念：

1. 减肥就要运动。
2. 运动就要出汗，不然就没效果。

首先，减肥一定要运动吗？这个话题，前面已经说过了，运动对减肥有好处，但是减肥并不是一定要运动，不运动也可以减肥。

其次，运动一定要出汗才有效果吗？出汗越多，消耗越多吗？当然不是。运动出汗的多少，和减肥的效果没什么关系。有些人就是天生出汗少，但消耗的热量并不少。相反，有些身体比较虚的人，盲目追求大量出汗，其实反而对身体有损害。

如果正在看本书的你，懂得一些减肥的科学道理，可能会有疑问：脂肪燃烧最后的代谢物不就是水和二氧化碳吗？那我出汗排出的水分越多，不就证明脂肪燃烧越多？

确实，脂肪最后会代谢为水和二氧化碳，但并不一定以汗液的方式排出。而且，人体出汗的主要目的是散热。运动得剧烈，身体为了散热，就会通过出汗的方式维持体温稳定。

从减肥的大局来考虑的话，我已经多次介绍了，运动对减肥有益，但是运动消耗的能量，占每天总消耗能量的比例并不高。如果你为了追求出很多汗而去做一些剧烈的运动，能量没消耗多少，反倒可能会损伤自己的关节和肌肉。尤其是一些没有运动基础的人，做运动一定要循序渐进，不要盲目，否则很容易出现关节损伤、肌肉拉伤等问题。

这种现象很容易发生在年轻的大学生或者高中毕业生身上。

为了减肥，很多高中毕业生会趁着大学前的暑假，疯狂运动，想以此来改头换面。但是你想一想，一个高中 3 年几乎没有运动基础的人，突然间每天运动 4～6 个小时，大量出汗，他的关节突然承受了大量的压力，他体内的平衡系统突然陷入水分和电解质大量丢失的状态，那么他的身体可能就会出现问题。

每年夏天，我都会看到高中生或者大学生为了减肥，疯狂锻炼，结果出现横纹肌溶解、酱油尿的情况。肥没减成，反而住到医院去了。

如果你真的有这个时间和动力的话，我个人建议：先做好饮食管理，然后每天最多运动 100 分钟，每周 5 天，就可以了。

减肥不是运动越剧烈瘦得越快，减肥的快慢跟出汗多少也没有什么关系。

增肌可以提高代谢，可以让人多吃不胖

增肌—提高代谢—多吃不胖这个链条是不成立的

很多想减肥又有点儿贪吃的姐妹们，每天在健身房里犯愁：我到底要不要去上私教课呢？

私教课很贵，一买就是几十节，钱包有点儿扛不住；但是私教也很诱人，上了私教课能增肌、提高代谢，就不怕贪吃长胖了。

这一部分，我就来彻底解答大家的疑惑，告诉你增肌—提高代谢—多吃不胖的这个链条，到底有没有道理。

对于这个问题，我们要拆开了来解答：

1. 增肌能不能提高基础代谢？

2. 增肌难不难？

3. 增肌能提高多少代谢？

增肌能提高基础代谢吗？当然能。人的基础代谢受到很多因素的影响。比如，性别：男人的基础代谢比女人高；身高：身高越高，通常代谢越高；年龄：婴幼儿时期的代谢非常旺盛，在成年之后代谢相对稳定，到五六十岁的时候，代谢开始明显滑坡；肌肉：相同情况下，肌肉含量越高，代谢越高。

从这里可以看出来，同一个人，肌肉增加了，代谢几乎是必然增加的。反过来说，为什么有些人减肥的时候代谢会跟着降低？因为他的肌肉减少了。所以结论是，增肌可以提高代谢。

增肌难不难？难。肌肉的合成生长，其实受到很多因素影响——营养、睡眠、激素、运动等。

其中激素主要是雄激素，雄激素越高，增肌的效果越好。为什么男人天生力气大？因为雄激素水平更高，肌肉生长更快。同时，你看到的那些肌肉线条很美的健美运动员，有不少人的肌肉是打激素长出来的。所以，对于女性来说，因为天生的雄激素弱势，增肌是相当困难的。

可以说，女性增肌要付出的代价，远远高于男性，速度远远低于男性，甚至代价可能比收获还高。为什么呢？继续看下一个问题。

增肌能提高多少代谢？通常认为，增加 1 千克肌肉，能够增加 10 ～ 40 千卡的基础代谢。这个波动幅度挺大的，对于一个有肥胖困扰的人，我相信你增加 1 千克肌肉肯定没有增加 40 千卡代谢，不然你哪有那么容易变胖。

所以我们如果按增加 1 千克肌肉提高 20 千卡的基础代谢来算，你想把基础代谢提高 100 千卡，就需要增肌 5千克。

增肌 5 千克对于一位女士来说，相当于天文数字。如果你很有耐心，很能坚持，那么可能在 3 ～ 5 年之后达到这个效果。

请注意，是 3 ～ 5 年，不是 3 ～ 5 个月。所以女性想要增肌，要付出很多代价，而且这个是没有办法速成的——除非你打激素。

那么 3 ～ 5 年之后，你的肌肉增加了 5 千克，代谢提高了 100 千卡，是不是吃什么都不胖了呢?

并不是。100 千卡，相当于一根香蕉、一勺芝麻酱、一个苹果、大半杯可乐或 1/3 个馒头等。也就是说，哪怕你努力了 3 ～ 5 年，吃一顿火锅，该胖还是胖。

所以，增肌—提高代谢—多吃不胖这个链条是不太可能成立的。即使你运动了，你增肌了，你坚持了，你还是要科学管理自己的饮食——管理饮食永远是减肥的核心。

话说回来，如果你真的能够增肌 5 千克，我相信你的身体素质肯定会提高很多，当然，增肌过程中受的伤除外。

不掉秤是因为减肥进入了平台期

平台期是很多人减肥不成功的借口

我们总希望减肥能顺风顺水，体重可以一路下降，直到自己满意为止。然而上天总是喜欢跟你开玩笑，减到一半体重停滞不动了，是进入平台期了吗？

其实，我个人并不太认可"平台期"这个词。因为很多人认可的平台期只是体重的平台。也就是说，这一周或者这个月，体重没有变化。但是体重没有变化并不意味着身体的脂肪没有减少。有可能体重的平台期是由体脂的减少和肌肉、水分的增加共同形成的。

在某一个阶段，如果你的体脂减少和肌肉、水分增加达到一定程度，那么体重就可能会出现不动的现象。所以当你感觉你的体重处于平台期的时候，不要着急，先看看体脂有没有在下降，如果体脂还在持续下降，那么就不用担心，继续坚持科学正确的方法就可以了。

另外，我不太同意"平台期"这个说法，还有一个原因，就是很多人把平台期当作借口。当你处于所谓的体重平台期，我建议你进行以下的思考：

1. 减肥方法是否正确？不正确的减肥方法，尤其是以过度节食为主的方法，很容易破坏身体的代谢，促使身体出现自我保护性反应，防止体重继续快速下降。这个时候体重就会从刚开始的快速下降，趋向于平稳，让你以为自己进入了平台期。

2. 执行是否到位？如果你的减肥方法是正确的，那么就要考虑自己是不是在执行上出现了错误。比如，方案里是让你每天吃够自己的基础代谢量，但是你为了追求更快的减肥速度，在吃饭上"偷工减料"了，实际上每天少吃了很多。等于说，方案是好的方案，但是你主动节食了，这样也容易出现平台期。

3. 心态是否发生变化？如果你的减肥方案正确，执行也还可以，但心态出现了波动。比如，今天吃点烧烤，明天喝点小酒，后天来一小杯奶茶，或者本来应该每周运动 5 次，你找理由偷懒，只运动了 2 次。

4. 睡眠是否出现问题？在减肥过程中，睡眠不佳也容易在某个阶段影响到减肥的进程。所以如果你最近一段时间睡眠很不好，体重又出现了平台期，那么就必须先解决睡眠的问题。

5. 甲状腺功能是否出现异常？这个现象比较少见，但是必须告诉大家存在这个可能性。有一小部分人在一段时间内，以相对较快的速度减肥，突然出现了体重的稳定不变，同时伴随一些症状，如怕冷、疲倦、冷淡、困乏等，那么就要到医院检查一下甲状腺功能，要确认一下自己是不是患上甲状腺功能减退症了。关于甲状腺功能减退症，我在前文中有详细解读，可以翻回去看看。

上面这 5 个问题，是比较常见的平台期的原因，供大家参考。另外，还有一个体重调定点学说，也给大家介绍一下。

简单来说，体重调定点就是人长时间保持一个体重之后，身体就适应了这个体重状态，体内的激素、内分泌、循环等，都已经调整到这个体重下比较稳定的状态，这个体重就是人的调定点。

那么在你突然开始减肥之后，身体会默认逐步把你的体重向这个调定点靠近。你减得越多，体重偏离调定点越远，身体往回拉的力量就越大。所以很多人减肥的时间越长，食欲就越旺盛，身体就越懒、不想运动，这就是调定点在起作用了。

那么这个时候怎么办呢？坚持！战胜它！因为人的调定点是会发生变化的。

简单举个例子，过去 3 年如果你都是 80 千克的体重，现在你开始减肥，减到 70 千克就减不动了，这时候出现了平台期。那么这个平台期实际上是你的意志力和调定点在拉扯，达到了一个平衡。

这时就要看谁更能耗，谁更狠。如果你放弃了，你的体重就会往 80 千克反弹；如果你坚持住了，那么体重就会继续向下走，可能走到 60 千克，再给你一个平台期，于是又是一场拉锯战。

所以从这个角度来看，平台期也不是坏事，每一个平台期就是一个新的调定点。今天它会扯着你，不让体重向下走；明天它也会扯着你，不让体重向上走。就像炒股票的人经常说的压力位和支撑位，当你要突破它的时候，它是压力位；当你突破了以后，它就是支撑位了。

所以，根据这个学说，减肥想要轻松一点儿，那就选择阶梯式减肥、分段式减肥。

比如你从 80 千克开始减，先用 3 个月减掉 10 千克。这个时候，到平台期了，调定点开始干活了。你放弃了，你不减了，就让它在这个平台吧。

但是你也不要完全放弃，你还要保持 70 千克这个状态，不让它反弹；保持半年到 1 年，身体适应了 70 千克，70 千克就会成为你的新调定点。

然后你再用 3 个月，再减掉 10 千克……就这样，减肥—平台—减肥—平台。保持好心态，可能会更轻松。

减肥不用考虑热量差

减肥必须要有热量缺口

不知道从何时开始，有些人开始宣传：减肥不用考虑热量差，只要吃对低血糖生成指数（Glycemic Index，GI）食物就可以了。

为什么会有这样的论调？我不太清楚，可能是算热量算到有点儿烦躁了吧。

但是，单论减肥这件事情，必须考虑热量差。能量守恒定律是通用的。

能量不会凭空产生，也不会凭空消失。就像你身体里的脂肪，它不会莫名其妙地出现，也不会莫名其妙地消失。至于那些说喝凉水也会长肥肉的言论，完全没有依据。

减肥必须要有热量缺口，这是举世公认的。

当然，吃低 GI 食物也没有错。但是如果一定要比个高下的话，热量差的优先级一定是在食物 GI 之上的。这里先给大家解释一下什么是 GI。

GI 是某种食物吃进身体以后，血糖的上升速度。通俗点说，跟食物的消化速度有关系，食物的消化速度快，GI 就高；食物的消化速度慢，GI 就低。

通常以葡萄糖作为参考，葡萄糖的血糖生成指数是 100，其他的就按照比例确定数值。

表 2、表 3、表 4 仅供参考。

表 2 低 GI 食物，GI < 55

类别	食物	GI	类别	食物	GI
主食	粉丝	31	糖类	木糖醇	7
	藕粉	32		果糖	23
	荞麦	53		巧克力	50
	黑米	42	肉蛋类	鸡蛋	30
	通心粉	45		鱼肉	40
豆类	大豆	18		虾	40
	冻豆腐	22		蟹	42
	豆腐干	23	蔬菜类	菠菜	15
	刀豆（四季豆）	26		海苔	16
	绿豆	30		海带	17
	鲜豆腐	32		豆芽	22
	扁豆	36		大白菜	23
奶类和饮料类	脱脂酸奶	26		小白菜	23
	牛奶	26		黄瓜	< 15
	奶油	30		生菜	< 15
	脱脂奶	36		蘑菇	24
	西红柿汁	38		芹菜	< 15
	咖啡	39		油菜	25
	苹果汁	41		茄子	25
	可乐	46		西蓝花	25
	橙汁	49		卷心菜（球菜）	26

类别	食物	GI	类别	食物	GI
水果类	樱桃	22	蔬菜类	韭菜	26
	柚子	25		花菜	15
	草莓	40		青椒	15
	香蕉（未熟透）	30		金针菇	28
	木瓜	39		平菇	28
	苹果	36		香菇	28
	梨	36		大葱	28
	桃子	28		洋葱	30
	橙子	43		西红柿	30
	葡萄	44		干香菇	38
	香蕉（熟透）	52		藕	38
	猕猴桃	52			

表 3　中 GI 食物，GI 55—75

类别	食物	GI	类别	食物	GI
主食类	乌冬面	55	糖类	蔗糖	65
	薯片	60	水果类	葡萄干	57
	面包	66		杞果	55
	麦片	69		枣	71
	油条	75		菠萝	66
蔬菜类	玉米	55		桂圆	72
	芋头	64		荔枝	72
	红薯	70		西瓜	74
	南瓜	75		哈密瓜	70
	胡萝卜	71			
奶类和饮料类	冰激凌	65			
	蜂蜜	73			

表4 高 GI 食物，GI > 75

类别	食物	GI	类别	食物	GI
主食	燕麦片	80	糖类	白糖	82
	烙饼	80		葡萄糖	100
	面条（纯小麦粉）	81		麦芽糖	105
	糯米饭	87	零食类	膨化食品	82
	馒头（纯小麦粉）	88		米饼	82
	白米饭	88		爆米花	96
	法棍面包	95			
奶类和饮料类	炼乳	82			

低 GI 食物有什么好处呢？

消化慢，饱腹感强，血糖波动小，不容易导致低血糖反应，不会快速升高胰岛素水平，有帮助减脂的作用。

但是，为什么我说热量差优先级要高于 GI 呢？举个简单的例子，葡萄糖的 GI 是 100，热量值是每克 4 千卡。如果我一天用 200 克葡萄糖兑水喝，等于摄入 800 千卡的热量。那么虽然我吃的食物 GI 很高，但是因为热量差的存在，所以我还是会瘦的。

当然，如果能够在保证适当热量差的前提下，同时配合食用低 GI 的食物，则对减肥更有利。但是始终要记得，热量差是最重要的减肥前提。

另外，既然说到 GI，那么我再给大家介绍另一个概念，就是 GL。

血糖负荷（Glycemic Load，GL）。跟 GI 是姐妹概念，GI 是指进食某种食物后血糖升高的速度，而 GL 是指进食某种食物后血糖升高的幅度。

相对来说，GL 更能够说明食物对血糖的影响，因为它真正说明了食物中碳水化合物的比例高低。

常见食物的 GL 见表 5。

表 5　食物的 GL

类别	食物	GL	类别	食物	GL
高 GL 食物	玉米面	31	低 GL 食物	猕猴桃	16.2
	大米	30		苹果	6
	葡萄干	28		菠萝	6
	法式面包	27		芸豆	6
	荞麦面	25		黑巧克力	6
	白面包圈	24		玉米	6
	芬达	23		提子	5.6
	米粉	23		牛奶	5
	面包卷	22		扁豆	5
	巧克力	22		绿豆	5
	粳米	22		木瓜	5
	枣	22		葡萄	4.3
	小米粥	22		橘子	4.2
	玉米片	21		哈密瓜	4
	面条	21		蚕豆	4
中 GL 食物	蛋糕	20		豌豆	4
	熟红薯	19		芋头	4
	土豆	19		蔬菜汁	4
	饼干	16		西瓜	4
	煎饼	16		梨	4
	炸薯条	16		杏子	3
	荞麦	15		南瓜	3
	坚果	15		酸奶	3
	麦片	14		桃子	2.5

类别	食物	GL	类别	食物	GL
中 GL 食物	山药	13	低 GL 食物	草莓	2.4
	薯片	12		柚子	2.3
	橙汁	12		胡萝卜	2
	香蕉	11		虾	2
				西红柿汁	2
	豆奶	11		牛肉	1
				鸡肉	1
	黑豆	10		鸡蛋	1
				鱼肉	0.2

注：以 100 克食物为例。

举个简单的例子，减肥的人和糖尿病患者可以吃西瓜吗？

很多人认为不能，实际上这个答案并不准确。

西瓜是典型的高 GI 但是低 GL 的食物，也就是说，吃了西瓜以后，西瓜里的糖分会快速被人体吸收，但是因为西瓜这种水果水分含量非常高，所以实际上一块西瓜里面含有的碳水化合物并不多，因此血糖升高的幅度很有限。只要你吃西瓜不是论个吃，那么无论是减肥者还是糖尿病患者，偶尔吃一两块西瓜，并无大碍。

所以，大家在减肥或者控制血糖的过程中，更应该关注食物的 GL，而非 GI。

在保证热量差的前提下，选择低 GI 和低 GL 的食物，保证优质蛋白质的摄入，减肥会更加高效。

减肥不反弹

没有任何一种减肥方法是不反弹的

"减肥不反弹"是多少人的梦想啊！因为太多人辛辛苦苦减肥，好不容易瘦下来，可是不到半年甚至2个月又全都胖回去了。

所以当我们看到减肥广告上面写着"不打针、不吃药、不反弹"的时候，心里在想：打针、吃药另说，不反弹也太让人心动了吧！

心动就要行动！于是冲进去，花了钱，减了肥，该反弹还是反弹了。感觉自己又把曾经减肥反弹的路子走了一遍。太冤了！

那么为了防止大家再次"上当"，我把真相告诉大家：**没有任何一种减肥方法是不反弹的**，包括我自己在推广的基础代谢减肥法。按照网络上搞笑的说法，"只有火化了才不会反弹"。

为什么这么说？大家可以参考一下能量守恒定律。能量不会无缘无故消失，也不会无缘无故出现——就像你身上的肥肉。

当能量摄入小于能量消耗，你就会变瘦；当能量摄入大于能量消耗，你就会变胖；当能量摄入等于能量消耗，体重就会不变。所以减肥反弹的本质是什么呢？是长胖，也就是能量摄入大于能量消耗。

从这个角度来说，减肥有可能不反弹吗？不可能。只要你的能量摄入大于能量消耗，就一定会反弹。而想要体重稳定不反弹，则需要保持能量摄入等于能量消耗。

总结一下，减肥不反弹，是可以争取的，但并不是绝对的，更不存在某种只减肥不反弹的方法。

那么接下来，以基础代谢减肥法为例，我们就来聊一聊如何争取减肥不反弹或者少反弹。

假设一位女士，身高 160 厘米，体重 60 千克，她的基础代谢为每天 1200 千卡。那么她开始减肥之后，每天只摄入 1200 千卡。随着时间的推移，3 个月之后，她瘦到了 52.5 千克。她觉得可以了，减肥要停止了，她不想再瘦下去了，于是要进入体重保持期。这个时候她应该怎么做呢？

首先，保持三餐结构的稳定。因为饮食结构的剧烈变化，可能会加速反弹。

其次，增加饮食的总量。这个可以增加在三餐上，也可以增加在三餐之外。增加的热量为 400 ～ 500 千卡。比如，可以多吃点儿米饭和肉类，或者吃得稍微多油一点儿，或者三餐不变，额外吃一顿 400 千卡的下午茶。

这样她的体重就会稳定在 52.5 千克左右，不下降，也不反弹。

所以看到这里你应该明白，对于普通人来说，减肥以后不反弹的重要方法有两个：

1. 适当增加热量，每天增加 400 ～ 500 千卡。
2. 尽量保持三餐结构不变，以免体重出现大的波动，影响心态。等到体重稳定半年左右，后面可以稍微放肆一点儿。

无论如何，减肥本身是对抗人性的过程，想要减肥成功并且不反弹，需要付出非常大的努力。

我们可以换一个角度来考虑问题：假如反弹是不可避免的，我们应该怎么办？是直接放弃减肥的想法吗？不。肥肯定是要减的，毕竟好身材"不求长相厮守，但求曾经拥有"。

我们要做的是，尽量选择健康的方法。因为如果你用的是不健康的减肥方法，减肥过程中身体会变差。减一次反弹一次，身体变差一次，代谢被破坏一次。那么多减几次以后，身体就会变得很糟糕，代谢也会紊乱得不成样子，那时候别说维持体重了，你可能比减肥前更胖。

如果你用的是健康的减肥方法，减肥过程中，身体会变得更健康。虽然最后还是有可能反弹，但是身体还健康，代谢还正常，你还有再减一次甚至再减好多次的资本。

正所谓"留得青山在，不怕没柴烧"。何必为了一次必然反弹的减肥，把自己的身体搞坏呢？

遗传的肥胖瘦不了

即使携带肥胖基因也可以不变胖

如果你们全家人身材都偏胖，你难免会觉得：我家人的肥胖是遗传的。遗传是没法治的。

肥胖确实会受到遗传因素的影响。比如，国外有研究发现，如果父母一方是肥胖者，那么子女就有 50% 的可能性肥胖；如果父母双方都是肥胖者，那么子女肥胖的概率就上升到了 80%；但如果父母双方都偏瘦，子女肥胖的概率就只有 7% 左右。

但是，和其他的遗传疾病不同，肥胖受到很多遗传基因的影响，属于多基因遗传。

影响肥胖的基因包括但不限于瘦素基因、瘦素受体基因、饥饿素基因、抵抗素基因。

而且有些人还会遗传父母的肥胖方式。比如，父母都是下半身肥胖的类型，那么子女也可能如此。

不过，虽然遗传因素会提高肥胖的概率，但并非一定会变胖，一个个体是否肥胖，最终还是由生活方式决定的。

也就是说，即使你的父母都是肥胖者，首先，你仍有20%的概率不会变胖；其次，即使长胖了，通过努力，你仍然可以瘦身成功。

通俗来说，假设你遗传了父母的肥胖，那么你的父母呢？爷爷奶奶呢？他们遗传了谁？

我们多数人的爷爷奶奶并不肥胖。也就是说，虽然你的爷爷奶奶遗传了上一辈的基因，但是他们并没有变胖，因为他们处于食物短缺的年代，他们的饮食供给并不像现在这么富足。

换句话说，即使携带肥胖基因，只要你控制好自己的饮食，保证好睡眠和运动，你也可以不变胖，也可以瘦身成功。

我的个人工作室接待了不少"组团减肥"的家庭。我不知道他们是否存在肥胖遗传基因，但是通过深入了解，我知道他们的饮食习惯都存在明显的问题，其中高糖、高油饮食是最核心的问题。

父母的饮食行为会直接影响到子女，让子女认为这样的饮食模式是合理的。

比如，我有时候会问我的求助者："你三餐都吃什么？"对方回答："就正常吃啊。"

我追问："正常吃是吃什么？"对方可能会告诉我："早上吃炸酱面、臊子面、烧饼、油条、白粥、肉包……"很多人早餐明显的问题就是喜欢吃糖油混合物。

这种容易让人变胖的饮食习惯，具有很明显的地区或者家庭传承的特点。而在对方的观念里，这是正常饮食。

所以，很多时候，虽然肥胖有遗传倾向，但我不太会刻意宣传这一点，我通常会告诉我的求助者们：命运由自己决定，你可以尊重父母的生活方式，但必须掌握自己的体重和人生。甚至在可能的情况下，去逐步改变父母的习惯，因为这些习惯会导致肥胖，而且这些习惯本身对健康是不利的。

你的父母是肥胖者，这不是关键，关键是你如何通过学习和实践，坚持正确的、健康的生活方式。

只要你能做到，同样可以身材苗条。

催吐减肥

催吐有很多可怕的副作用

在减肥界，"兔兔"并不是指高蛋白低脂肪的兔肉，而是一个群体——"兔子"。

他们用催吐的方式来控制体重，抠喉咙是最常见的手段，插洗胃管则显得"高级"一点儿。

"兔子"害怕身上的脂肪，仿佛他们的人生是用体重来定义的。他们还成立了专属的贴吧，分享经验，互相鼓励。

"吃玉米打底，用温水或者有气泡的饮料送食物""中途喝的水越多越好吐，但会溅得到处都是""面条要咬得很碎，雪糕要在最后吃，这样食物才滑得出来"……

他们对饮食的选择标准很独特，不是好不好吃，而是好不好吐。

随着时间的推移，他们在面对任何饮食的时候，都会自动催吐，吃饭一催吐，仿佛已经成为他们的生理反射。而长时间的催吐行为，也最终会改变"兔子"的健康和命运。

有一个女孩子，通过催吐瘦到了 30 千克，这时候她感觉到自己的身体已经很差了，想重新开始好好吃饭。但是因为已经出现神经性厌食，根本吃不下，继续瘦到 20 多千克，几乎只剩下一副骨头。后来不治身亡。

这是非常令人痛心惋惜的事情。其实，一个人如果只是瘦，但是面无血色，肯定也不好看，那么追求瘦的意义又在哪里呢？

而且，想瘦的方法有很多，完全可以选择更加健康的模式，为什么一定要催吐呢？

把食物吃进嘴里，享受完食物的美好之后，又把它给抛弃，这样的做法跟大家痛恨的"渣男"又有什么区别？

催吐，不只是简单地把食物吐掉，它有很多可怕的副作用。

第一，体质弱化。食物营养的吸收，要通过整个消化道的作用，吃到胃里就吐出来，营养吸收的比例非常低。久而久之，你的身体就会营养不良，面黄肌瘦，完全没有美感。

第二，伤胃。呕吐时食管会承受超级大的压力，胃酸会灼伤食管，导致出血，消化液逆流进入胰管和胆管，造成胰管堵塞，诱发重症胰腺炎。重症胰腺炎的死亡率非常高，医疗费用动辄百万计。花的钱多，治愈率还极低。

第三，心律不齐。催吐会导致水、电解质紊乱，出现低钾血症，导致心律不齐，存在猝死风险。

第四，烂牙。高腐蚀性的胃酸呕吐时，一路腐蚀食管和牙齿，造成不可修复的损伤，即使催吐后刷牙也无济于事。满口烂牙、黑牙，再瘦也不可能好看。

第五，大脸。催吐可能会导致唾液腺肿胀，脸看起来就更大了。所以你有可能身体骨瘦如柴，却顶着一张大脸。

第六，神经性厌食。这是最可怕的问题，就像前面说的案例一样，催吐会形成习惯，造成反复的暴食和厌食。体重快速波动，也容易出现抑郁情绪。严重的厌食症或抑郁症可能会威胁生命。

这些副作用是真实存在的，很多"兔子"对曾经催吐的行为后悔不已。你还要走上这条路吗？三思啊！

局部减肥，只瘦肚腩

局部减肥是不太可能的

首先，我告诉大家：局部减肥是不太可能的。

要知道，人的脂肪储存和燃烧，都是受神经和内分泌调节的，这种调节是全身性的，并不是减哪里就瘦哪里。就好像网上流传的一个梗：为什么女孩子觉得按摩可以丰胸，同时又能瘦脸呢？

即使你做某一个部位的针对性运动，也无法保证减掉那个部位的脂肪。因为运动只是刺激对应部位的肌肉，并不代表燃烧对应部位的脂肪。

就像瘦身霜含有辣椒素，涂抹在皮肤上，皮肤会有火辣辣的感觉，但这并不代表这个部位的脂肪在燃烧，这完全就是"障眼法"。

通常从减肥的顺序来说，人的肚腩因为脂肪比例高，所以方法正确的减肥刚开始会明显让你感觉到肚腩变小了，然后才是身体其他部位的变化。而臀腿部的脂肪减少的速度会偏慢，因为它们属于"惰性脂肪"。惰性脂肪比较"懒"，不太愿意燃烧自己满足你的能量需求。

有些人会感到苦恼：为什么我一瘦就瘦胸呢？

很简单，因为胸部本身就是以脂肪为主的器官，脂肪的比例高，而且又不是惰性脂肪，很容易就被减掉了。而且女性或她的伴侣对胸部也比较敏感在意，所以会很早发现。

当然，也有人瘦下来了，胸部没怎么减。只能说明她天赋异禀，她的胸部本来就比较大（腺体较多），而不是胖了以后才变大的（脂肪为主）。

还有一些人苦恼的是：我全身都不胖，怎么就小肚腩凸出呢？

这种情况在产后宝妈中比较多见，因为这个现象不是脂肪堆积导致的，而是跟形体有关。宝妈在怀孕阶段，因为腰腹核心力量不足，在支撑胎儿的过程中，形成了骨盆前倾的不健康体态，加上怀孕容易导致腹直肌分离，所以会出现假性的小肚腩凸出现象。

这个时候"局部减肥"是无效的，宝妈们更需要调整体态。通过靠墙站、仰卧举腿、腹式呼吸等方式来调整，或者到专业的康复科，找康复医生或技师帮助你调整。

当然，"局部减脂"也并非完全不可能，有一种方法可以实现，就是吸脂。但是这种方法我个人不太赞同，因为吸脂的风险很大，万一出现局部伤口感染等问题，会很麻烦。瘢痕体质的人，更不要考虑通过这种方法来减脂。尤其是一些不太正规的医院，千万不要去，因为每年我们都会看到吸脂手术导致死亡的案例。

而且吸脂后，如果你不调整生活方式、科学管理饮食，脂肪还会再长回去。

　　还有人可能会推崇一些明星、网红也在做的瘦局部的动作，实话说，有那个工夫，不如研究怎么做减脂餐来得靠谱。

　　至于瘦脸仪、瘦腿乳液等，也都是智商税。

减肥不能吃猪肉

红肉、白肉及豆制品要均衡地吃

很多人一听到吃肉，就想到满嘴流油，一听到猪肉，就想到五花肉。这种单线思维是不合理的。

我们都知道，肉分瘦肉和肥肉。减肥的时候，肥肉当然是尽量不碰为好，但是我们会防不胜防地吃进去一些肥肉，这个话题稍后再说。

瘦肉又分红肉和白肉。白肉指的是未煮熟之前呈白色的肉，主要是鸡、鸭、鹅等禽类和鱼虾类。红肉指的是未煮熟之前呈红色的肉，主要是猪、牛、羊等畜类。

在三大类红肉里面，猪瘦肉相对含有更高比例的脂肪和更低比例的蛋白质，这也是很多人说减肥不能吃猪肉的原因。

不过我认为，猪瘦肉仍然是可以吃的，尤其是考虑到多数人的饮食习惯和价格因素，猪瘦肉仍然是多数人较好的选择。而且，真正决定你减肥是否成功的，其实并不在于吃猪肉还是吃牛肉，而是整体的安排。

仍然按照我的基础代谢减肥法来说，只要你每天食物摄取的热量等于你的基础代谢，其实吃牛肉还是猪肉差别并不大，不必过于纠结细节。只要在整体的方案上做好安排，减肥成功是必然的。

有人可能会说："我减肥不在乎钱，牛肉贵点就贵点，只要能减肥就行。"只吃牛肉到底可不可以呢？给大家讲个案例吧。

我的个人工作室接诊过这样一位女士：她在减肥的过程中，长期只吃牛肉，结果感觉自己食欲越来越旺盛了，于是求助于我。

我告诉她，牛肉是很不错的肉类，热量低，蛋白质高，还能补铁。但是在中医里，牛肉是偏温热的，天天吃，顿顿吃，会导致你内热旺盛，进而食欲旺盛。

从现代医学角度来说，牛肉属于红肉，长期大量地吃，会影响人的肠道菌群，导致食欲旺盛。

而且，有研究认为大量吃红肉会增加患心血管病的风险，其原因可能是肠道菌群代谢物、血糖水平和一般炎症（有点儿像中医说的内火）导致的。

所以，原则上建议：红肉和白肉及豆制品要均衡地吃。例如，一周有7顿午餐和7顿晚餐，那么可以考虑5餐红肉、5餐白肉、4餐豆制品。

另外，如果你真的非常在意猪肉的脂肪率，但是又比较乐意选择猪肉，那么也是有方法把猪肉里的脂肪给"逼"出来的。

方法就是将蔬菜和猪肉同炒。在烹饪的过程中，猪肉里的油会被蔬菜吸收，这样猪肉本身的脂肪含量就减少了。

　　这个时候一定要注意，吃猪肉，不吃同炒的蔬菜，另外单独做一份清炒或白灼的蔬菜，因为同炒的蔬菜已经裹了太多的猪油了。

　　这就提到了我们前面说的话题：你是怎么防不胜防地吃进肥肉的？

　　我的工作室就有人来问过我："邱医生，我吃得很清淡，甚至都不吃肉啊，那些猪肉炒菜，我只吃菜不吃肉的，为什么还是胖？"

　　我说："瘦肉不吃，蛋白质不够，还吃裹着油的蔬菜，你这不就等于吃肥肉炒菜吗？这样一来，你就不知不觉地把肥肉给吃进去了。"

　　还有人喜欢在外面的餐馆吃饺子或者买现成的饺子来吃，很好吃。为什么好吃呢？因为加了很多油或者是掺杂了五花肉。

　　吃起来那个馅儿好像是一团瘦肉，其实肥得很，这样又不知不觉把肥肉给吃进去了。

如果你不相信我的话，可以自己试一试包饺子。分成两份来包：一份只放瘦肉，不加油；另外一份放五花肉，甚至再放点儿油。

煮出来，对比着吃一下，然后再跟外面买的饺子对比一下，就知道我没有骗你了。

所以，我经常要求减肥的人在吃一样食品之前，一定要知道它是由什么组成、怎么制作出来的。

大部分加工食品，都有配料表和营养成分表，你应该养成吃之前看一看这两个表的习惯：看看它的组成，看看它的热量。

很多所谓的大厨，根本没有什么诀窍，就是舍得放油、放调料而已。

其实我觉得这是很荒谬的——就好像我对吃小龙虾这件事情的疑惑一样：我们到底是在吃小龙虾，还是在吃调味料？

负热量食物减肥

利用负热量食物减肥不过是噱头

负热量食物是一个很神奇的概念。

按照网上的解释，负热量食物指的是热量很低，但消化的时候需要消耗较多能量，这样一对比，显得吃了反而比没吃更耗能的食物。

比如，100 克海带的热量是 16 千卡，而消化掉这些海带则需要超过 16 千卡的热量，所以海带是负热量食物。那是不是吃很多海带，就会造成很多的消耗，进而达到减肥的效果呢？

想象是很美好的，现实是不太可能的。

首先，食物体积大、热量低、饱腹感强不代表消化所需要消耗的热量就更多。

人在消化食物的过程中，需要消耗能量，这个过程，我们把它叫作"食物热耗能"。

一般混合性食物的食物热耗能是 10%，也就是你一顿饭摄入 500 千卡，消化掉它们，需要 50 千卡的热量，万万不可能超过 500 千卡。即使人们常说的负热量食物芹菜，它的食物热耗能也只有 8%，也就是吃 100 千卡热量的芹菜，身体消化掉它，只需要消耗 8 千卡的热量。当然，如果你说这个芹菜需要你自己去种、去摘、去洗、去炒，那就是另外一回事了。

其实食物热耗能最高的蛋白质类食物，其耗能占比也只有 30% 左右，从这个角度来说，负热量食物是根本不存在的。利用负热量食物来减肥，也只不过是噱头，是妄想。

当然，在减肥的过程中，多吃一些负热量食物，也没有什么坏处，毕竟它们热量都很低，饱腹感也不错，对减肥是有益的。

例如，四季豆、白萝卜、莴笋、丝瓜、西红柿、花椰菜、豆芽菜、包心菜、朝天椒、西蓝花、绿豆、莜麦菜、平菇、圆葱、苋菜、冬瓜、胡萝卜。

大家可以清楚地看到，这些都是低热量的蔬菜，它们富含水分和纤维素，对减肥确实有帮助，但是原理并非所谓的"负热量"，只是"热量低 + 饱腹感强"，这些食物吃多了，你就没有胃口吃其他食物了，仅此而已。

我在网上还看到一种说法，80 千卡的苹果，消化它需要 100 千卡的热量，这完全是无稽之谈。水果的主要成分是水，难道消化水还需要消耗热量吗？

不过"食物热耗能"这个概念，我相信大家掌握了还是对减肥有帮助的。

人体消耗热量有三大途径：

1. 基础代谢，占 70% 左右。

2. 日常活动（包括运动），占 20% 左右。

3. 食物热耗能，占 10% 左右。

相当于什么概念？你好好吃饭，消耗的热量是你活动量的一半。考虑到大多数人其实运动量并不大，甚至可以说，人每天消化食物消耗的热量等于运动消耗的热量——这是很多人不知道的事实。

那么，什么叫好好吃饭呢？就是要吃混合型的食物。

简单介绍一下不同营养素的食物热耗能。①碳水化合物：5% 左右；②脂肪：4% 左右（也有人说 1%）；③蛋白质：30% 左右。

所以，为什么在减肥的时候，一定要少吃糖油混合物，多吃蛋白质类食物，这就一目了然了。

因为无论单独吃糖（碳水化合物）或油（脂肪）还是混合起来吃，它们的食物热耗能都是极低的。但是结合蛋白质，食物热耗能就会明显提高。也就是说，吃饭也是一种消耗能量的事情。

我认为"三分练，七分吃"都是夸大了运动的作用，应该是"两分练，八分吃"；如果再考虑上睡眠和情绪因素的话，运动对减肥的作用占比会更低。

所以我在给减肥影响因素排序的时候，一直都是：①饮食；②睡眠；③情绪；④运动。

饭后喝酸奶消食减肥

原味无糖酸奶才是减肥之选

我国酸奶从 20 世纪 80 年代开始工业化生产并迅速发展，2007 年常温酸奶推出后，酸奶开始迅速普及。

而酸奶的健康属性，一直伴随着整个酸奶市场的发展。消食、补钙、减肥等不同的功效宣传，给酸奶戴上了非常高级的帽子，酸奶的价格，也从 3 元一份，涨到现在动辄 10 元一份。那么酸奶真的那么健康吗？能帮助减肥吗？

答案是否定的，甚至我的工作室还有过越喝酸奶越胖的案例。很多人不太理解，怎么会这样呢？

其实你只要了解了酸奶的本来面目，就不会感到奇怪了。现在市面上卖的酸奶，就像红烧牛肉面，宣传的时候牛肉大块大块地展示，吃的时候才发现牛肉只有很小一片——宣传的和卖的完全是两样东西。

酸奶，顾名思义，是酸的牛奶，是牛奶在经过巴氏杀菌后，加入益生菌发酵而形成的乳制品。

在发酵的过程中，牛奶中的乳糖被分解掉一部分，再加上酸奶的乳糖酶也会帮助人体消化乳糖，所以对于乳糖不耐受的人，喝酸奶是比较好的选择。

酸奶同样含有丰富的钙质，能够帮助人体补钙，对骨骼和牙齿等有益。

酸奶中含有多种酶，确实可以帮助消化吸收。酸奶中还含有较多的有益菌，可以帮助调节肠道菌群，减少胃肠道疾病的发生，增强人体抵抗力。

酸奶也可以减少便秘的发生。酸奶里丰富的钙质和蛋白质对减肥有益。

以上这些是酸奶的作用，但是请注意，是无添加酸奶的作用。

你在市面上买到的酸奶，多数是两种：①添加"科技因素"的很火的酸奶；②酸奶型饮料。

这两种所谓的酸奶，其实离健康的无添加酸奶已经很远了。尤其是它们为了减弱酸奶原本的酸味，会添加大量的白砂糖。正常来说，100克酸奶含有的碳水化合物是6克以内，但是市面上买到的酸奶，营养成分表中碳水化合物的含量通常在9克以上，多的甚至有13～14克，那就证明它添加了3～8克的糖。这些糖，大大地破坏了酸奶本身的营养价值，让酸奶直接变成了"垃圾食品"，实在是暴殄天物。

当然，对于酸奶工业来说，加糖也是无奈之举，因为原味酸奶本来就是比较酸的，如果不加糖，对于大多数人，尤其是小孩子来说，根本难以下咽，因此他们才出此下策。

也就是说，为了赚钱（酸奶的利润是牛奶的2倍以上），他们不断宣传酸奶的好处，从不说自己往里面加了多少糖。

而这些糖，可能会造成蛀牙、糖上瘾、肥胖，甚至糖尿病等。

所以，我建议各位，不要相信所谓的喝酸奶消食减肥，你可能会像我的求助者一样，越喝越胖。

如果你要喝酸奶，那么我建议一定要喝原味无糖酸奶。

怎么鉴别呢？前面已经说了，看营养成分表就行了，100 克原味无糖酸奶的碳水化合物含量应该在 6 克以内。当然，如果你不放心的话，其实可以尝试自己做无糖酸奶，方法极其简单（见本文最后）。

如果你不太喜欢原味无糖酸奶的味道，那么需要适应一段时间。说实话，我以前吃惯了加糖的酸奶，第一次吃原味无糖酸奶的时候，简直怀疑人生。不过吃着吃着，也慢慢适应了，毕竟这才是健康该有的味道，而且习惯了之后，会体会到原味酸奶的醇香。

我建议你可以用酸奶拌坚果和果干一起吃，用坚果的香脆和果干的甜味，帮助你适应，或者加点儿水果也可以。

我用酸奶做早餐的时候，会把酸奶和麦片还有坚果、水果一起放在碗里。

无糖酸奶的制作方法：

工具：酸奶机。

材料：发酵菌（网上有售）、纯牛奶。

将酸奶机中的罐子及搅拌用的勺子，用开水浸泡灭菌；在罐子中倒入少量牛奶，加发酵菌，搅拌均匀；继续倒牛奶，一般一份2克发酵菌配1000毫升牛奶，搅拌均匀后，放入酸奶机中发酵9～10小时。

吃素减肥

吃素减肥只是一个以讹传讹的谎言

大鱼大肉的日子过得多了，人们开始追求简单朴素的生活。无论国外国内，都有不少的素食主义者和坚持吃素食的人。

每个人都有选择饮食方式的自由，无论是出于宗教原因，还是其他契机。但是想要通过吃素来减肥，其实是非常困难的。吃素减肥，只是一个以讹传讹的谎言。

有些人想当然地认为，肉类含有大量的脂肪，吃素就能避免摄入这些脂肪，少吃脂肪，自然就会变瘦，怎么会是谎言呢？

吃素不能减肥的原因很简单：脂肪不只存在于肉类中，我们家中最常见的脂肪，就是食用油。无论是花生油、芝麻油还是橄榄油、亚麻籽油等，它们的热量跟猪油、牛肉等没有区别。所以，吃素不等于少吃脂肪。因为素食要做得好吃，唯一的选择就是多放油。

到最后你会发现，你为了少吃脂肪而吃素，结果只是少吃了肥肉，但是多吃了食用油，此消彼长，没有什么意义。而且，你还因为吃素，蛋白质摄入严重不足，食物热耗能下降，身体的能量消耗反而减少了。

当然，你可能会说，不会的，我的素食是自己做的，很清淡。其实说实话，素食如果放油少的话，真的不好吃。

如何界定放油的多少呢？对于减肥的人来说，一般建议一天的油食用量在 15 ～ 20 克。也就是说，早餐不放油，午餐和晚餐，一人量的饭菜，用油都不能超过一调羹（10 毫升 ≈ 10 克）。你用这个量来衡量一下自己做的菜，是不是真的很清淡呢？

当然，摄入油少，还存在一个问题，就是排便。因为脂肪是肠道排便反射的主要刺激因素，吃得过于清淡，会导致排便反射不足，容易出现便秘。同时，肉类、蛋类、奶类除了含有人体迫切需要的蛋白质之外，还有很多其他的营养素也对人体很重要。

举个简单的例子——铁。虽然人们常说吃菠菜补铁，实际上人从植物里面吸收铁元素是非常难的，但是从红肉（还记得红肉是哪些肉吗？）里面吸收就很简单。

所以，吃素的人，常常"面有菜色"，即面色不够红润，因为可能患有缺铁性贫血。

所以说，纯素食减肥其实面临很多问题：

1. 容易食用油超标。

2. 容易蛋白质不足。

3. 容易便秘。

4. 容易贫血。

除此之外，还有一个问题，就是热量控制问题。

吃素容易走向两个极端：第一，吃素的同时，担心吃碳水化合物会长胖，所以有人吃米饭和面食也很少，那么就会导致热量摄入不足。按照基础代谢减肥法的原理，长期热量摄入不足，会导致代谢下降，减肥效率低下。第二，吃素的时候，吃进去大量的碳水化合物，那么热量容易超标，因为碳水化合物的长时饱腹感不足（脂肪和蛋白质更能够带来饱腹感）。

所以，总体来说，素食减肥的可操作性要求比较高，而且负面作用比较明显，不建议这样做，除非你有宗教信仰。

如果你一定要尝试一下吃素的生活，那么我个人建议蛋奶素。就是吃蛋喝奶加吃素，这样人体很多重要的营养素（包括蛋白质、脂肪、铁、钙、脂溶性维生素等）都能够补充得上，你既没有"杀生"的罪恶感，也能够摄取生命的精华。

在前文中，我介绍了"高蛋白食物互换"的概念，也就是说，优质蛋白质之间是可以互相替换的。比如，原本你的午餐是要吃150克鸡肉的，也可以选择用2个鸡蛋来代替。

如果你连蛋和奶都不想吃，一心要求吃纯素，那么我也给你一个建议：吃大量的豆制品。因为大豆里面含有大量的大豆蛋白，也有不少脂肪，大量吃豆制品，也能尽量满足你身体的需求。

需要注意一个问题，大豆直接煮着吃，它的蛋白质吸收率很低，只有大约 65%，但是制作成豆腐的话，蛋白质的吸收率能够达到 90% 以上。因此我建议多吃豆制品，而不是直接吃大豆。

不同的豆腐，因为含水量不同，蛋白质含量略有区别。北豆腐偏干，蛋白质含量在 10% 左右；南豆腐偏水嫩，蛋白质含量大约为 6%。

一个体重 60 千克的成年人，在减肥的过程中，每天需要 60 ～ 90 克的脂肪，那么吃纯素食的人，每天至少要吃 500 克豆腐。

最后，给大家摘录两句话。一句来自《黄帝内经·素问·脏气法时论》："五谷为养，五果为助，五畜为益，五菜为充，气味合而服之，以补精益气。"

这是 2000 多年前中国古人的养生智慧，讲究营养均衡、五畜为益，说明古人重视肉食带来的益处。中医也把动物制品称为"血肉有情之品"，其补益效果好于草木药材。

另外一句话，来自《黄帝内经·素问·五常政大论》："谷肉果菜，食养尽之，无使过之，伤其正也。"就是说，无论是谷物还是肉食、水果、蔬菜，都要尽量均衡地吃，任何一种食物过度食用，都会伤害身体正气。

吃肉太多不好，吃素太多，其实也不好。

高科技减肥

所有的减肥最终还是要靠控制饮食

有多少张贪吃的嘴，就有多少颗减肥的心。

当贪吃和减肥出现矛盾的时候，怎么办？我们往往选择：吃了再说！

当然，吃了以后，人总是会后悔的，后悔的不是自己吃了那么多好吃的，后悔的是怎么就没有出生在科技发达的年代，那个年代的人不用减肥，用高科技就能瘦了！

当然，现代社会不断有科学家在研究这种科技：不用管住嘴，通过药物内服或者仪器外用，就能帮你瘦身。

他们有很多理论基础，有些是现代的分子生物学，基因、靶点、通路等；有些是传统的经络理论。我有一个学长在某著名医美机构做高管，他说他们有一个仪器，在某几个穴位贴两个电极片，搞点儿能量进去，就能让人变瘦，这个跟医院里的红外治疗仪没有任何差别，刺激经络，改善循环。

我个人是不太相信高科技减肥的，我认为高科技减肥即使能成功，它的核心理论也不过是抑制食欲或者减少吸收。

减少吸收，我们在前文中已经说过了，意义不大，最终还是要靠控制饮食。

至于抑制食欲，则更不科学，因为抑制食欲的药物很容易让人走进过度节食的圈子，一用药就胃口全无，甚至吃了想吐。而且如果是靠抑制食欲减肥，其实本质上并不算是高科技，它实现减肥的方式，最终还是通过让你少吃。既然都是要少吃，为什么要受药物的控制呢？自己做不到吗？

很多人可能会说，确实自己做不到，因为一少吃就饿。那么你有没有想过，可能是你使用的方法不对？你完全可以选择更加科学、循序渐进的方法，来达到健康减肥的目的。要知道，过度节食往往容易导致过度暴食和反弹。

当然，后来我想明白了。渴望高科技减肥的人，都是想要一劳永逸的"妄想狂"。他们怎么可能老老实实去吃减脂餐、去运动呢？这些人想要的是享受生活，而且是毫无顾忌地享受生活。

只要付出一点点代价，就能一边吃美食，一边有好身材，至于吃减脂餐那么"痛苦"的事情，完全不在考虑范围之内啊。

所以，在这本书的最后，我想说，有些人和我根本不在一个频道上，言语的规劝是毫无意义的。他们只有吃了亏，上过当，受过骗，受了伤，才会明白：

当你凝视深渊，深渊也在凝视着你；
当你吞噬美食，美食也在吞噬着你。

附录

蓝色食谱

早餐

牛奶 / 豆浆 / 酸奶 / 豆花	选1份
水煮蛋 / 茶叶蛋 / 水蒸蛋	选1份
杂豆粥 / 玉米 / 红薯 / 燕麦等	选1份
青瓜 / 西红柿 / 青菜 / 毛豆等	选1份
苹果 / 梨子 / 香蕉 / 木瓜等	选1份

注：水果可以随时食用，体寒者少食生冷食物。

午餐

杂粮饭 / 粗粮面 / 粗粮 / 米饭等	选1份
红肉 / 白肉	选1份
蔬菜	选2份

注：一份午餐体积如拳头大小，120～150克。

晚餐

鸡蛋白	1个
豆浆或者豆制品	选1份
蔬菜	选1份
坚果	选1份

注：晚餐绝不可只吃水果，切记！

饮食结构建议
具体食物重量根据基础代谢率计算

黄色食谱

早餐

鸡蛋（可使用多种煮法）、鲜虾、各种豆制品等	选1份
牛奶、豆浆、酸奶、豆花等	选1份
燕麦、玉米、红薯、杂粮粥、全麦面包等	选1份
青瓜、西红柿、青菜、毛豆等	选1份
苹果、梨子、香蕉、木瓜等	选1份

午餐

杂粮饭、杂粮面、土豆、红薯等	选1份
鱼肉、鲜虾、鸡胸肉、牛肉、羊肉等	选1份
绿叶青菜类	选1份

晚餐

杂粮饭、杂粮面、土豆、红薯等	选1份
鸡蛋、鲜虾、各种豆制品等	选1份
牛奶、豆浆、酸奶、豆花等	选1份
绿叶青菜类	选1份

健康减肥食谱 1

早餐

黄瓜鸡蛋三明治

全麦面包	2 片	黄瓜	半根
煎蛋	2 枚	生菜	4 片
西红柿	半个	花生酱（或其他）	少许
纯牛奶			250 毫升

午餐

二米饭 / 鸡蛋面 / 杂粮饭	选 1 份
牛肉 / 鸡胸肉 / 鱼肉	选 1 份
以绿叶菜为主，配合菌菇 / 藻类等	选 2 份

下午加餐

苹果 / 梨 / 番石榴 / 猕猴桃	拳头大小，选 1 份

晚餐

豆浆 / 瘦肉 / 豆腐	选 1 份
以绿叶菜为主，配合菌菇 / 藻类等	选 2 份

每份的量根据自己的基础代谢来确定

全天用油控制在 15 ~ 20 克；饮水 2000 毫升

健康减肥食谱 2

早餐

全麦虾仁培根玉米三明治

全麦面包	2 片	煮熟虾仁	5～8 个
培根	2 片	玉米粒	一撮
牛奶 / 酸奶（脱脂低糖）/ 无糖豆浆			选 1 份，250 毫升
小黄瓜			1 根

午餐

二米饭 / 鸡蛋面 / 杂粮饭	选 1 份
牛肉 / 鸡胸肉 / 鱼肉	选 1 份
以绿叶菜为主，配合菌菇 / 藻类等	选 2 份

下午加餐

苹果 / 梨 / 番石榴 / 猕猴桃	选 1 份，拳头大小

晚餐

豆浆 / 瘦肉 / 豆腐	选 1 份
以绿叶菜为主，配合菌菇 / 藻类等	选 2 份

每份的量根据自己的基础代谢来确定
全天用油控制在 15 ～ 20 克；饮水 2000 毫升

健康减肥食谱 3

早餐

虾仁面包丁鸡蛋饼

虾仁	40 克	全麦面包	2 片
火腿	30 克	鸡蛋	1 枚

步骤 1：面包切成小丁，备用。

步骤 2：放上平烤盘，刷上少量的食用油，倒入面包丁，煎到几面焦黄酥脆即可。

步骤 3：盛出煎好的面包丁，刷油，将虾仁和蔬菜粒倒入烤盘中，翻炒煎熟。

步骤 4：换上六圆盘，盘中刷油，然后把面包丁、蔬菜粒、虾仁，均匀地放在圆盘中。

步骤 5：将鸡蛋打散，放入适量的盐，倒入圆盘中，然后撒上黑胡椒粉。

步骤 6：调至中高火，直到把鸡蛋煎熟为止，装盘。

纯牛奶	50 毫升	黄瓜 / 圣女果	100 克

午餐

二米饭 / 鸡蛋面 / 杂粮饭	选 1 份
牛肉 / 鸡胸肉 / 鱼肉	选 1 份
以绿叶菜为主，配合菌菇 / 藻类等	选 2 份

加餐

苹果 / 梨 / 番石榴 / 猕猴桃	选 1 份，拳头大小

晚餐

豆浆 / 瘦肉 / 豆腐	选 1 份
以绿叶菜为主，配合菌菇 / 藻类等	选 2 份

每份的量根据自己的基础代谢来确定

全天用油控制在 15 ~ 20 克；饮水 2000 毫升

健康减肥食谱 4

早餐

香脆面包条（需微波炉）

全麦面包（切条）2 片	橄榄油 少许
盐和胡椒 少许	煎蛋（无油） 1 枚
豆浆 / 无糖纯牛奶 / 低脂酸奶	选 1 份，200 毫升
黄瓜 / 圣女果	选 1 份，100 克

加餐

苹果 / 梨 / 番石榴 / 猕猴桃　　　　　　选 1 份，拳头大小

午餐

二米饭 / 鸡蛋面 / 杂粮饭	选 1 份
牛肉 / 鸡胸肉 / 鱼肉	选 1 份
以绿叶菜为主，配合菌菇 / 藻类等	选 2 份

加餐

原味腰果 / 杏仁 / 榛子　　　　　　　　5 ～ 6 粒

晚餐

豆浆 / 瘦肉 / 豆腐	选 1 份
以绿叶菜为主，配合菌菇 / 藻类等	选 2 份

每份的量根据自己的基础代谢来确定

全天用油控制在 15 ～ 20 克；饮水 2000 毫升

°健康减肥食谱5

早餐

烤面包	2 片
煎牛排	100 克
秋葵（切片摆盘）	3 根
脱脂无糖牛奶	250 毫升

午餐

二米饭 / 鸡蛋面 / 杂粮饭	选 1 份
牛肉 / 鸡胸肉 / 鱼肉	选 1 份
以绿叶菜为主，配合菌菇 / 藻类等	选 2 份

加餐

苹果 / 梨 / 番石榴 / 猕猴桃	选 1 份，拳头大小

晚餐

豆浆 / 瘦肉 / 豆腐	选 1 份
以绿叶菜为主，配合菌菇 / 藻类等	选 2 份

每份的量根据自己的基础代谢来确定

全天用油控制在 15 ～ 20 克；饮水 2000 毫升

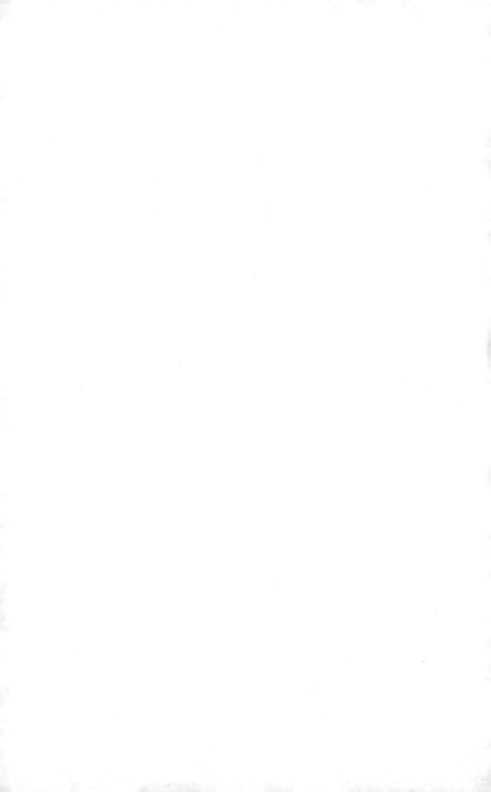